한국인이 가장 두려워하는 병

치 매

저자 황춘학 · 조정화

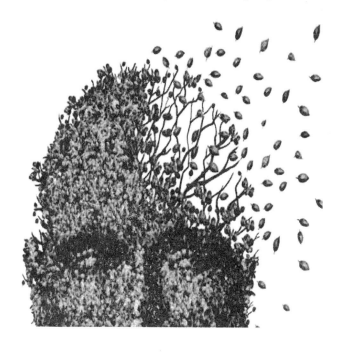

아트하우스출판사

한국인이 가장 두려워하는 병-

치매

초판 발행일 ; 2018년 10월 15일

저자 : 황춘학 · 조정화

발행인 : 채말녀
편집인 : 김수경
출판사 : 도서출판 아트하우스
주　소 : 서울 성북구 보문로 34 다길 56, 동선동 3가
본　사 : TEL ; (02) 921-7836
　　　　　FAX ; (02) 928-7836
　　　　　E-mail ; bestdrq@empal.com

정 가 : 12,500원

ISBN; 979-11-6208-020-7 (13510)

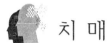 치 매

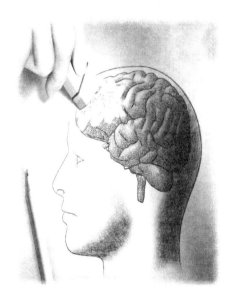

『나이가 들면 누구나 치매기가 생기는 것으로 알고 있었으나 요즘은 지극히 정상적인 노화과정으로 종전에 노화에 따른 노망이라 했던 것과는 다른 어떤 질병으로 받아들여지고 있다.

치매의 원인을 치료하면 없어지는 가역적 치매도 전체의 10~15%에 달하며 가성치매(우울증), 뇌질환, 대사질환, 경련성질환 등 원인을 치료하면 회복이 된다.

차례   Contents

들어가는 글 I Prologue

우리나라 노인들이 가장 두려워하고 걸리기 싫어하는 병은 사망원인 1위라는 암보다도 오히려 치매로 알려져 있다. 그래서 흔히들 암보다 무서운 병이 바로 치매라고 말한다.

치매(Dementia)는 정상적으로 성숙한 뇌가 후천적인 외상이나 질병 등 외인에 의해서 기질적으로 손상되어 전반적으로 기억력, 언어능력, 시공간능력, 전두엽기능 등의 인지기능과 이상행동증상이 동반되는 복합적인 질환을 지칭하는 것이다.

그래서 치매는 뇌의 병으로 일상생활에 어려움이 따르는 것이며 이는 자연노화와는 다른 질병이다. 치매치료 관련 전문인들은 환자를 진료하다 보면, 치매 부모님을 모시고 계시는 보호자들이 여러 매체에서 듣게 되는 지식을 가지고 잘못된 이해와 판단을 하는 경우를 많이 보게 되었다고 한다.

특히, 시중의 나와 있는 책들도 치매에 대한 이야기는 모호하고, 확실한 해답을 주지 못하는 책들을 만나게 된다. 또한, 보호자들도 치매에 대해서 더 정확하고 구체적인 지식을 얻고자 하는 것을 알고 이 책의 발간을 고민하게 되었다.

하지만, 누구나 알고 있는 치매라는 용어는 실제 병명은 아니다. 치매란 용어는 인지기능이 떨어지는 하나의 증후군(syndrome)과 같은 현상으로, 치매를 일으키는 병명을 찾는 것이 곧 치매를 치료하는 방법이 될 것으로 생각된다.

그래서 조기에 치료를 받으면 치매도 진행을 늦추고 더 나아가 치매를 예방하고 치료할 수도 있으며 가역적 치매도 상당수에 달한다. 그리고 서양의학이 채택하고 있지 않는 동양의학적인 치료법도 유효한 수단들이 전해오고 있고 민간에서 다양하게 개발되고 이용되는 방법들도 있다.

그간 치매 예방과 치료에 관심을 갖고 해결책에 고심하면서 치매는 알츠하이머성이든 혈관성이든지간에 뇌로 들어가는 혈류량의 감소에서 나타나는 저산소증이 가장 큰 원인이라는 생각을 갖게 하여 이에 대한 대처방법을 소개하였다.

의(醫)는 기본적으로 하나이며 의술은 효과 있는 의술과 효과 없는 의술만이 있을 뿐이다. 본서를 통해 치매에 대한 구체적인 전문지식을 원하는 분들과 보호자, 의료현장에서 일하시는 의료인, 사회복지사, 요양보호사분들에게도 실질적인 도움이 되기를 바라면서 출간에 도움을 주신 김수경 교수님과 아트하우스 임직원 여러분께 감사를 드린다.

2018년 9월 저자 드림

치매란 무엇인가?

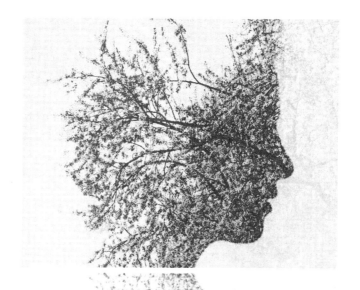

『노망은 치매로 인한 이상 행동으로 치매는 질병명
이 아니라 질병군 또는 증후군의 한가지이다. 치매란
다양한 원인에 의해 뇌기능 손상으로 인지기능에 이상
이 발생하고 일상생활에 지장을 초래하는 상태이다.』

치매란 무엇인가?

「치매란 다양한 원인에 의해 뇌기능 손상이 발생하여 인지기능(기억력, 언어능력, 시공간파악 능력, 판단력 등)에 이상이 발생하고 일상생활에 지장을 초래하는 상태를 말한다.」

▌치매의 정의

치매는 뇌의 병이며 이로 인해 일상생활에 장애가 나타나는 것이다. 이를 구체적으로 말하면 치매란 다양한 원인에 의해 뇌기능 손상이 발생하여 인지기능(기억력, 언어능력, 시공간파악 능력, 판단력 등)에 이상이 발생하고 일상생활에 지장을 초래하는 상태를 말하는 것이다.

세계보건기구(WHO)의 국제질병 분류에 의한 정의는 「치매는 뇌의 만성, 또는 진행성 질병에 의해 발생하는 증후군(症候群, syndrome)으로 이로 인한 기억력, 사고력, 이해력, 계산력, 학습능력, 언어 및 판단력 등을 포함하는 뇌 기능의 다발성 장애이다.」라고 하였다. 치매의 흔한 정신행동의 이상 증상은 망상과 의심, 환각과 착각, 우울, 무감동, 배회, 초조, 공격성, 수면장애 등이 있다. 치매의 한자 痴는 [知(지) + 疫(역) = 아는 것에 병이 생긴다는 것)으로 한마디로 어리석고 미친 것을 나타낸다.

痴 ; 병 '치'   呆 ; 어리석을 '매'
痴 知(지) + 疫(역) = 아는 것에 병이 생김
　　　　　　　　　(어리석다, 미친다)
呆 口(구) + 十(십) + 八(필) = 포대기에 싸인 아이
　　　　　　　　　　　　(멍하다, 영혼이 빠지다)

치매(Dementia)는 라틴어인 Dementatus에서 유래되었으며, 원래 뜻은 'Out of Mind' 즉, 제정신이 아님을 의미한다.

사람은 누구나 노년기에 기억력 등 뇌기능이 떨어지는 것이다. 옛날에는 나이가 들면 누구나 치매기, 즉 망령기가 생기는 것으로 알고 있었으나 요즘은 지극히 정상적인 노화과정으로 종전에 노화에 따른 노망(老妄)이라 했던 것과는 다른 어떤 질병으로 받아들여지고 있다. 치매의 원인을 치료하면 없어지는

가역적 치매도 전체의 10~15%에 달하며 가성치매(우울증), 뇌질환, 대사질환, 경련성질환 등 원인을 치료하면 회복이 된다. 그런데 일반인들이 흔히 말하는 노망(老妄)은 치매로 인한 이상 행동을 말하는 것으로 치매는 질병명이 아니고 두통처럼 질병군 또는 증후군의 한가지이다.

따라서 치매는 뇌신경세포의 손상에 의한 것, 사람의 능력과 사회적 활동을 할 수 있는 능력 소실, 사회생활을 하던 사람이 뇌에 발생한 질병으로 여러 인지기능을 상실하여 일상생활을 스스로 할 수 없을 정도에 이르게 된 것으로 정의 할 수 있다.

> 치매 = 뇌의 병 + 일상생활의 어려움
> [치매 = 다발성 인지장애 + 일상생활능력장애]

치매는 그 원인을 살펴보면 대개는 뇌혈관 질환(뇌졸중과 같이 뇌혈관이 좁아지거나 막혀서 발생), 뇌 손상(뇌출혈이나 뇌종양 등에 의해 발생), 대사성 질환(감염, 전해질 불균형, 비타민 부족, 갑상선 기능 이상, 간(肝)기능 이상, 신(腎)기능 이상 등의 원인으로 발생), 중독성 질환(알코올 등의 독성 물질에 의해 발생), 퇴행성 질환(알츠하이머병과 같이 뇌조직에 비정상 물질의 축적 및 신경 섬유원 교란으로 발생) 등이 원인이 되어 발생하게 된다.

초기에는 기억력 저하로 나타나고 병의 진행에 따라 언어능력, 시공간 파악능력, 판단력 등의 전반적 인지기능 장애로 나타나 사고능력 및 기능적 장애가 발생하게 되는 것이 특징이다.

알츠하이머병의 경우에는 점진적으로 기억력 이외에도 다른 인지기능도 떨어지면서 무감동, 우울, 망상, 이상행동, 배회 등의 정신행동 증상이 잦아진다. 말기에 이르면 사지가 뻣뻣해지고 걷기가 힘들며 오줌을 지리는 증상 등이 나타난다.

▌지남력의 장애 (Orientation)

치매를 이야기할 때 흔히 사용하는 말이 지남력(指南力, Orientation)이다. 일반적으로 지남력의 장애란 시간, 장소, 사람에 대한 적절한 인식을 하지 못하는 상태를 말하는 데 치매의 증상에 하나가 바로 이 지남력 장애이다.

자기가 서 있는 시간, 공간 그리고 자기가 상대하고 있는 사람과 자신의 관계를 구체적으로 인지하는 능력을 지남력이라고 하며, 그래서 시간이나 장소 방향에 대한 감각, 사람을 알아보는 능력을 말한다. 남편과 함께 밭에서 일을 하고 집에 돌아가는데 평상 시 다니는 집과 반대편으로 가서 길을 잃고 헤매다 온몸에 상처를 입은 70대 후반의 여자 환자를 예를 들어본다. 이 환자는 집안에서 화장실을 못 찾고 아무데나 대소변을 보고, 방에 들어오더라도 자신의 잠자리도 찾지 못한다.

계절도 모르고, 입원한 병원도 알지 못하고, 매일 만나는 간호사나 의사의 얼굴도 못 알아보고, "누구시드라" 하는 소리를 반복하였다는 것이다.

이렇듯 치매가 진행하면, 지남력 장애가 오기 시작한다. 날짜 개념이 흐려지고, 현재의 날짜와 계절을 알지 못하고, 오래전 일을 마치 어제 일처럼 말하거나, 과거에 있었던 일과 최근에 일어난 일을 혼동하여 섞어서 말하기도 한다.

방향 감각의 장애로 말미암아 자신이 있는 장소를 다른 곳으로 착각하기도 하며, 화장실을 갔다가 자기 방을 찾아오지 못하거나, 외출하였다가 자기 집으로 오는 길을 찾지 못해 길에서 방황하기도 한다.

기억은 인간이 살아나가기 위해 반드시 꼭 필요한 기능이다. 사람의 기억은 정보를 받아들여, 하나의 정신적 인상으로 등록하여, 뇌에 저장하였다가 나중에 필요시에 이것을 회상하게 되는 과정을 거쳐서 기능을 한다. 그리고 이들 기억들은 내측 측두엽, 선조체, 편도체, 소뇌와 사고 및 판단, 이해를 담당하는 신피질을 포함한 여러 곳의 뇌의 구조에 의해 지배된다.

그래서 3층 구조를 가진 뇌의 신피질은 사고, 판단, 이해를 담당하고, 구피질은 감정반응을 하며, 뇌간은 생명을 관리하는 곳이다.

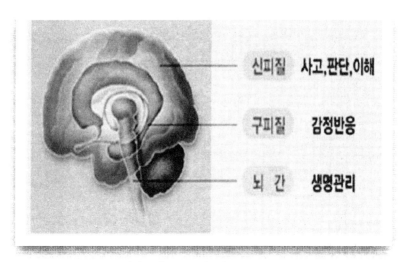

[뇌의 3층 구조와 기능]

사람들에게는 너무나 고통스러운 경험들은 의식의 기억 속에서 무의식으로 밀어내버려, 이를 잊어버림으로써 마음의 평화를 찾는 심리적 방어가 있다.

그러나 치매의 경우는 자신에게 매우 유용한 기억마저 영구히 잊어버리는 것은 너무나 큰 장애이며 지극히 슬픈 일이 아닐 수 없다.

지남력의 뜻을 유추해보면 나침반을 예전에는 [지남철]이라 칭하였고 풍수지리를 하는 사람들이 지니고 다니는 나침반은 [패철]이라 하였는데 지남력이란 말은 아마도 방위감각을 말하는 것이 아닐까 추정된다. 그래서 지남력 장애라면 동서남북의 방향감각이 떨어진다는 의미로 사용하였으나 오늘날 젊은 세대라면 다소 생소한 말로 들릴 것이다.

지남력이란 환경을 이해하고 그에 대한 자신의 위치를 파악하는 것을 말하며 보통 지남력에는 ①시간, ②장소 또는 상황, ③타인과의 관계 등의 세 가지 분야가 있다.

그래서 현재의 때와 장소 또는 만나고 있는 사람에 대해 모르거나 잘 알지 못할 때 지남력 장애(disorientation)가 있다고 한다. 대개 기억, 주의, 지각에 장애가 있을 때 나타나며, 뇌증후군, 심한 정신병, 격한 감정 상태에 있을 때 흔히 관찰된다.

▌기억상실과 지남력의 장애

기억상실은 정보가 받아 들여져서 하나의 정신적 인상으로 뇌에 등록, 저장 또는 유지되었다가 나중에 회상하게 되는 과정에서 잘못되어 회상이 되지 않는 것이므로 지남력의 장애와는 다른 기전이라고 볼 수 있다.

이것을 단순하게 정리하면 「지남력의 장애는 알아보지 못하는 것이며, 기억력의 장애는 다시 떠올려 생각하지를 못하는 것」이므로 둘 사이에는 분명한 차이가 존재한다.

늙으면 누구에게나 다가오는 노화를 맞으면서 치매를 완전히 막고 특히 기억력 감퇴를 철저하게 예방하기는 어렵다. 하지만 즐거운 노년의 뇌, 기능의 저하를 어느 정도는 예방하고 막을 수 있다.

평소에 친구나 가족들과 친밀한 유대 관계를 유지하며, 종교 활동이나 친목모임 등을 통한 사회활동을 계속하며, 사람들과 어울리면서 재미있는 일상생활을 하는 것이 좋다.

중국의 전 주석이었던 덩샤오핑이 정신을 맑게 하기 위해 가족들과 트럼프 게임을 한 것처럼 나이가 들어도 가급적 머리를 많이 쓰도록 노력하고 적극적으로 사는 것은 기억력유지에 도움이 된다.

뇌 기능을 유지하려면 독서가 기억력 유지에 크게 도움이 되므로 하루 1시간 이상 독서와 신문 읽기는 치매 예방에 매우 효과적이다. 또한 음식을 많이 씹는 것과 많이 걷는 것을 권한

다. 일주일에 3번만 걸으면 치매가 시작된 사람도 증상이 좋
아지고 인지장애 정도가 소폭 개선된다는 연구가 있을 정도로
걷기는 아주 중요하다.

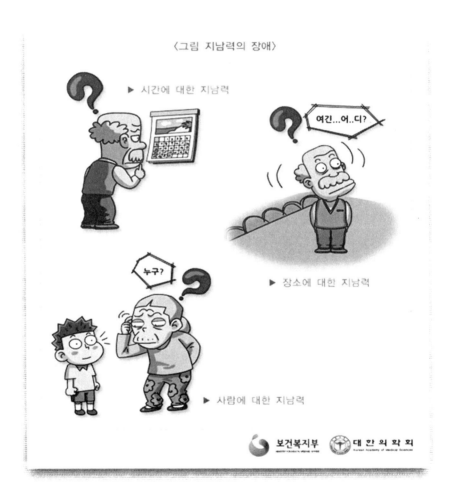

〈그림 지남력의 장애〉

기억과 관계있는 학습은 단번에 이루어지지 않는다. 마치 근육을 키우려면 운동을 꾸준히 반복해야 하듯이 뇌를 건강하게 유지하기 위한 학습은 반복하는 노력의 결과로 이루어진다. 그러므로 기억력장애를 막기 위해서는 평상시에 꾸준한 노력이 최선책이다.

▌치매와 섬망

치매는 섬망(譫妄, Delirium)과는 다른데, 섬망은 주의력 상실, 지남력 상실, 명확한 사고력 상실 및 각성도의 변동을 특징으로 한다.

섬망은 다양한 원인에 의해서 갑자기 발생한 의식의 장애, 주의력 저하, 언어력 저하 등 인지 기능 전반의 장애와 정신병적 증상을 유발하는 신경정신질환이다.

섬망은 혼돈(confusion)과 비슷하지만 심한 과다행동(예를 들어 안절부절못하고, 잠을 안자고, 소리를 지르고, 주사기를 빼내는 행위)과 생생한 환각, 초조함과 떨림 등이 자주 나타나는 것을 이른다. 또한 치매와 섬망을 구별해 본다면 가장 뚜렷한 차이점은 **'지속성'**이다.

섬망은 증상이 수일 이내 급격히 발생하여 원인이 교정되면 수일 이내 호전되고 하루 중에도 증상의 변동이 심하다. 이에 비해 치매는 혈관성 치매가 아닌 퇴행성 치매의 경우 수개월에 걸쳐 증상이 생기고 증상의 심각성도 큰 변동 없이 일정한 편이다.

> 섬망은 전반적인 인지기능저하와 의식의 장애를 동반한다.
> 섬망은 지각장애, 사고장애, 수면각성주기의 변화,지남력장애, 정신운동 활성의 증감, 기억장애 등이 동반된다.
> 섬망치료는 지각적 치료에 준하되 심한 흥분, 수면장애, 피해망상 등은 항정신성 약물이 요구된다.

치매는 주로 기억력에 영향을 미치며 섬망은 주로 주의력에 영향을 미친다. 치매는 일반적으로 점진적으로 시작되고 시발점이 명확하지 않다. 하지만 섬망은 갑자기 시작되며 대체로 시발점이 명확하다.

노화와 관련된 뇌의 변화(노화 관련 기억장애)는 단기 기억력의 감소 및 학습 능력의 저하를 유발한다. 치매와는 달리, 이러한 변화들은 나이가 들면서 정상적으로 나타나는 것으로 기능 수행 능력과 일상적인 업무를 수행할 수 있는 능력에 영향을 미치지 않는다. 이처럼 **노인들의 기억 상실은 반드시 치매 또는 초기 알츠하이머병의 징후에 해당한다고 볼 수 없다.**

경미한 인지장애는 노화 관련 기억장애보다 더 심한 기억상실을 야기한다. 그리고 이러한 손상은 언어 사용 능력, 사고력 및 적절한 판단력을 저해할 수도 있는 것이다.

그러나 노화 관련 기억장애와 마찬가지로, 이러한 손상은 기능 수행 능력 또는 일상적인 과제 수행 능력에 영향을 미치지 않는다. 경미한 인지장애가 있는 사람들 중 많으면 절반 정도가 3년 이내에 치매 발병을 경험하는 것으로 알려졌다.

치매는 정신 능력이 훨씬 더 심하게 쇠퇴하는 장애이며 시간이 지날수록 매우 심각하게 악화 된다. 정상적인 노화 과정을 거치는 사람들은 물건을 제자리에 두지 못하거나 세세한 내용들을 잊어버릴 수 있지만 치매에 걸린 사람들은 사건 자체를 아예 깡그리 잊어버릴 수 있다.

치매에 걸린 사람들은 운전, 요리 및 재무 처리 등 일상적인 과업을 수행하는 데 아주 애를 먹는다. 섬망이 대부분 치매의 발병연령대와 비슷한 고령층에서 발생하기 때문에 흔히 치매로 오인하거나 속단하는 경우가 많으나 섬망은 치매와는 구분되어야 할 것이다.

치매와 섬망 이 두 가지는 질병의 경과 및 양상에서 차이로 구분할 수 있는데 「치매는 일반적으로 오랜 기간에 걸쳐 서서히 기억력장애가 심해지고 성격 변화가 뒤따르는 양상으로 나타난다. 또한 치매는 짧은 기간 안에는 큰 증상의 변화가 별로 없는 것이 특징이다.」

이에 비해, 「섬망은 신체의 질병상태 악화에 따라 갑자기 나타나는 경우가 많으며 하루 중에도 증상변화가 큰 것이 특징이다. 또한 **주의력에 대한 변화가 심하며, 떨림이나 자세고정불능증이 동반**되는 경우도 있다. 특히 밤 시간대에 증상이 심했다가 낮 시간대에는 비교적 증상이 덜 한 경우가 많다.」

치매 경과 도중에도 섬망이 발생할 수도 있다.

치매에서 발생하는 섬망의 원인에는 감염, 심한 스트레스, 수술, 내과 질환, 약물 등이 있다. 따라서 섬망은 치매와 같은 상태는 아니지만, 섬망이 발생한 환자의 경우 치매에 대한 추가적인 검사를 고려하는 것이 바람직하다.

●섬망의 일반적인 증상

1. 수면장애가 있으며 주로 밤에 불면 증상 보인다.
2. 환시(幻視) : 커튼이나 벽에 있는 옷을 보고 "도둑이다." 혹

은 "어떤 남자가 저기 있다."라고 하며 겁을 먹는다.

3. 지남력 저하 : 날짜 개념이 없어지고, 가까운 가족이나 의료 진을 알아보지 못하고 자신이 있는 곳이 병원인지 집인지 구별을 잘하지 못한다.

4. 의식 장애 및 집중력 저하 : 어떤 일을 시켜도 잘 집중하지 못한다.

5. 사고장애 : 비논리적인 사고, 피해망상, 의심 등을 흔히 보임. 입원 환자의 경우 의료진이 "자신을 죽이려고 한다."라고 하거나 "독극물을 주사한다."는 등의 피해망상을 보일 수 있다.

6. 정신운동장애 : 과다각성, 초조, 과민성, 산만함을 보이는 경우도 있으며, 반대로 각성저하, 혼동, 진정 등을 보이는 경우도 있다.

7. 위와 같은 여러증상들로 인하여 적절한 판단을 하지 못하게 되므로 공격적인 행동을 보이거나 충동적인 돌발 행동을 보일 가능성이 있다.

8. 증상은 하루 중에도 상태의 변동이 심하며 주로 밤에 심해지고 낮 동안에는 호전되는 경우가 많다.

▌치매와 우울증으로 인한 가성치매

우울증은 노인질환 중에 가장 흔하며 남자보다 여성에게 더 많은 편이다. 슬픔, 죄책감, 죽음에 대한 집착, 허무감 등 병적 증상뿐만 아니라 망상 등 정신병적 증상도 나타난다.

특히 노인들의 경우, 우울증은 치매와 비슷한 증세로 나타날 수 있지만, 이들 두 장애 사이의 차이는 엄연히 구분되는 경우가 많다. 예를 들면, 우울증을 호소하는 사람들은 식사를 거의 하지 않고 잠도 거의 자지 않을 수 있다. 그러나 치매 환자들은 치매 말기에 이를 때까지 대체로 정상적으로 식사하고 수면을 취한다.

우울증이 있는 사람들은 본인의 기억상실에 대해 큰 불만을 표시할 수 있지만, 현재 중요한 사건 또는 개인 문제를 좀처럼 망각하지 않는다. 이와는 대조적으로, **치매 환자들은 본인의 정신 장애에 관한 통찰력이 전연 없으며 기억 상실을 종종 부인한다.** 또한 우울증이 있는 사람들은 우울증 치료 후 정신 기능을 회복한다.

그러나 많은 사람들은 우울증과 치매를 함께 동시에 앓는다. 이러한 환자들의 경우, 우울증을 치료하면 증상이 호전될 수는 있지만, 정신 기능이 완전히 회복되지 않을 수 있다.

보통 우울증의 치료는 포괄적이어야 하는데, 항우울제와 같은 약물치료, 전기경련치료(ECT), 광선치료, 인지행동치료 등을 포괄적으로 시행하게 된다.

우울증의 인지행동치료의 예로, 부정적 생각을 멈추거나 다른 긍정적 생각으로 대치시키는 훈련, 일상생활의 작은 행동 중 실현가능한 목표를 세워 목표에 도달했을 때 칭찬과 희망의 말을 하거나, 주변에서 강점을 계속적으로 이야기 해주는 등이 있다.

환자에 대한 지지(支持)치료도 도움이 되는데 적응장애나 상황우울, 상실감과 스트레스에 적응하도록 도와주며, 종교모임 · 경로당 · 노인복지관 등도 좋은 지지원천이 된다.

일부 유형의 치매(예: 알츠하이머병)에서 뇌의 아세틸콜린[1] 수치는 아주 낮은 편이다. 아세틸콜린은 신경세포들이 서로 교신하도록 도움을 주는 화학적 전령(傳令)인 신경전달물질에 속하며 수많은 신경계 또는 시냅스와 골격근의 운동신경 종판에서 충격을 전달하는 물질이다.

그리고 부교감신경의 신경충격을 전달받는 샘들도 아세틸콜린에 의해 분비작용이 촉진된다.

---

1) 아세틸콜린은 기억력과 학습활동에 있어서도 중요한 역할을 하며, 뇌에 아세틸콜린이 적게 공급되면 알츠하이머병에 걸린다. 1914년경에 최초로 분리되었고 이것의 기능적인 중요성은 1921년경 독일의 생리학자 오토 뢰비에 의해 밝혀졌다.

또한 아세틸콜린은 기억력, 학습 능력 및 집중력에 도움을 주며 체내 많은 기관들의 기능을 조절하는 데에도 도움을 준다.

그 밖의 변화들도 뇌 안에서 발생하며 다만 이러한 변화들이 치매를 유발하는지 아니면 치매로 인해 발생하는 변화인지 여부는 아직 불분명하다.

일반 치매와 우울증으로 인한 가성치매는 몇 가지 차이점이 있는 데 그 내용은 다음과 같다.

첫째, 기억력 저하의 양상이 다르다. 치매에 걸린 사람은 최근 일은 잘 기억하지 못해도, 오래전의 일들은 여전히 잘 기억하는 경우가 많다. 또 언제 기억력을 평가하든 결과가 대체로 비슷하고, 기억하지 못하는 부분을 마음대로 지어내 묘사하기도 한다.

하지만 가성치매는 단기기억뿐 아니라 오래전 기억도 동시에 떠올리지 못하고, 환자의 컨디션에 따라 기억력 저하의 정도에 큰 차이를 보인다. 예를 들어 기분이 좀 나은 날은 전보다 더 나은 기억력을 보이며 모르는 부분에 대해서는 지어내지 않고 그냥 모르겠다고 답한다.

즉, 가성치매환자는 기억력 자체보다는 우울증으로 인한 정신적 에너지 저하가 문제이고, 그로 인해서 금방 생각이 떠오르지 않는 것을 기억력이 떨어지는 것으로 느끼는 것이다.

26

둘째, 가성치매환자는 기억력 저하에 대해 본인 스스로 무척 걱정하며, 인지기능평가에도 불안해하고 결과가 잘못 나올까 봐 전전긍긍하며 스스로 자책을 한다.

반대로 치매환자는 기억력 저하를 평가할 능력 자체에 문제가 생긴 상태이기 때문에 기억력 문제를 인정하지 않고 멀쩡하다고 우기는 경우가 많다. 그리고 인지기능이 낮게 나와도 오히려 그 결과에 무심한 모습을 보인다.

셋째, 치매는 발병 시기가 명확하지 않고 서서히 오랜 기간에 걸쳐 진행되지만, 가성치매는 이전에 우울증 병력이 있었던 사람들에게서 많이 나타나며, 우울증처럼 언제부터 나빠졌는지 그 시기를 구체적으로 알 수 있다.

우울증에 의한 가성치매 진단을 받는다면, 기억력 저하 문제는 다행히 회복될 수 있다. 그리고 적극적인 치료로 우울증이 낫는다면, 기억력도 예전처럼 좋아지게 된다.

그러나 방치되는 경우 치매로 진행될 가능성이 정상인에 비해 훨씬 더 높으므로, 주의 깊은 관찰과 예방에 대한 노력이 반드시 필요하다.

▌치매와 유전

많은 질환들이 유전적인 영향을 받는 것으로 알려져 있는 것과 마찬가지로 치매도 역시 그럴 수 있다. 암, 치매, 심한 정신병 등과 같은 상당수의 중증 질환들에게 유전자가 상당히 중요한 역할을 담당하는 것으로 알려졌다.

또한 100세 이상으로 장수하는 경우에도 역시 유전자가 중요한 역할을 담당하는 것으로 생각되고 있다. 그러나 치매에서 나타나는 현상이 유전되는가에 대한 질문에 대한 대답은 흔히 "예" 그리고 "아니오" 라고 하는 경우가 많다. 이 말은 어떤 경우는 맞고 어떤 면에서는 틀리다는 것을 말하는 것이다.

과학자들은 염색체 19번에 있는 ApoE 유전자에 주목을 하고 있다. 이 유전자를 한쪽 DNA가 가지고 있을 경우 치매의 발병률은 2~3배, 양쪽 DNA 모두 이 유전자를 가지고 있는 경우에는 발병 가능성이 5~6배까지 증가하는 것을 발견했다.

그러므로 치매는 유전적인 요인이 존재한다는 말은 확실히 맞는 말이다. 그렇지만, 중요한 사실은 이 유전자를 가지고 있다고 해도 모두 알츠하이머병에 걸리지는 않는다는 사실이다.

뇌의 기능에 도움을 주는 영양공급과 평소에 두뇌를 자극하는 제반 활동들은 예방에 도움이 된다는 것은 분명하다. 일반적으로 알츠하이머병의 증상은 처음에 먼저 기억력의 감퇴로부터 시작이 된다. 이 증상은 3년~6년에 걸쳐 서서히 나빠지면서 언어의 장애를 동반하게 되고 또 공간지각력의 감퇴가 흔히 나타나게 된다. 흔히 이러한 사실을 본인 자신이 자각하기보다는 주변의 가까운 사람들이 먼저 알아차리게 된다.

예를 들어 평상 시 아무런 문제없이 유창하게 대화를 하다가 가끔 사물의 이름을 잘 기억해 내지 못하는 현상이 나타난다.

알츠하이머병의 증상이 의심되는 경우 흔히 사용하던 물건인데 그 이름이 바로 생각이 안 날 때 기억력과 '새로운 사실을 배워서 잘 기억할 수 있는지 여부'를 테스트 해보는 것이 좋다.

전체 알츠하이머병 중 약 5% 정도만이 상염색체 우성 양식으로 유전되는 가족성 알츠하이머병이다. 상염색체 우성 유전이란 알츠하이머병을 일으키는 원인유전자를 물려받은 사람은 거의 100% 알츠하이머병이 걸리게 되는 경우를 말한다.[2]

가족성 알츠하이머병은 대개 4~50대에 일찍 발병하는 경향이 있다. 가족성 알츠하이머병이 비가족성 알츠하이머병에 비해 진행도 빠르고, 발병 초기부터 우울, 조울 등의 정신증상이나

---

2) 가족성 알츠하이머병을 유발하는 원인유전자로는 아밀로이드전구단백 유전자(amyloid precursor protein), 프레세닐린 1(presenilin-1) 유전자, 프레세닐린 2(presenilin-2) 유전자의 돌연변이 등이 있으며, 원인 유전자가 아직 밝혀지지 않은 경우도 약 30% 정도 된다.

간질, 간대성경련, 보행장애 등의 신경학적 증상이 동반되는 경우가 많다.

특정 유전자의 영향도 있으며 특정 유전자가 치매 발병에 영향을 미친다고 알려진 경우도 있다. 알츠하이머병에 대한 위험유전자로 알려진 아포지단백(Apolipoprotein E, ApoE) 유전자 중에서 4형 대립유전자(ApoE4)를 1개 가진 사람은 그렇지 않은 사람에 비해 3배 정도 알츠하이머병의 발병 위험이 높으며, 2개 가진 사람은 무려 20배 이상이나 높다.

고혈압이나 당뇨도 유전적인 경향성이 있으므로 가족 중 뇌졸중이나 혈관성 치매 환자가 있는 경우에는 보다 많은 주의가 필요하다3). 그러나 명심해야 할 점은 알츠하이머병은 현재로선 완치가 불가능하지만 당뇨병과 같이 그 증상이 악화되는 것을 최대한 조절하면서 시기를 늦출 수 있으며 경우에 따라선 일부 호전되기도 한다는 것이다.

근래에 도움이 되는 약물도 몇 가지 시험중에 있으며 기억력 증진 훈련을 꾸준히 하면 건강한 상태를 지속할 수 있을 뿐만 아니라, 그 증상이 호전되는 경우도 많고 현재 연구 중인 여러 가지 치료법에 희망을 걸 수 있다.

---

3) [출처] 치매 이야기24 치매와 유전|작성자 경기도광역치매센터

▌초로기 치매의 원인

치매는 주로 최고령 노인에게 걸리지만, 평소 고혈압, 당뇨와 같은 만성질환이나 음주를 비롯해 정년퇴임 같은 갑작스런 생활의 변화도 초로기에 치매를 일으키는 주요 요인이 된다.

치매는 비교적 젊은 나이에 속하는 40~50대에도 발병할 수 있다. 일반적으로 65세를 기준으로, 65세 이전에 발병하는 치매의 경우를 '조발성 치매'라고 한다.

이 중에서 가장 많은 비중을 차지하는 것은 '조발성 알츠하이머병'이고, 이는 전체 치매환자의 약 10%에 해당한다. 젊은 나이에 발병하는 알츠하이머병 치매는 대부분 유전성인 경우가 많은데, 현재까지 확인된 유전성 알츠하이머병의 원인유전자는 APP 유전자, PSEN1 유전자, PSEN2 유전자 등 3가지이며 향후 유전자 기술이 발전함에 따라 더 증가할 것으로 보인다.

어릴 때 대개 발병하는 여러 선천적 질병의 경우에도 치매증상을 동반할 수 있으며, 성인이 되어서 증상이 나타나는 경우도 있다. 따라서 조발성치매 환자에게는 반드시 가족력을 확인해 볼 필요가 있다.

유전성 알츠하이머병 이외에도 젊은 나이에 치매가 발생하는 다른 원인들도 여러 가지가 있다. 혈관성치매나 레비소체치매도 젊은 나이에 발병할 수 있으며 이외에도 알코올치매나 뇌염에 의한 치매 등 뇌의 다른 질병에 의한 이차적인 치매도 젊은 나이에 발병한다.

또 내과적 질환과 같은 전신적인 질환에 의한 치매는 연령에 상관없이 올 수 있어 이에 대한 검사도 필요하다. 따라서 젊은 나이에 치매가 발병하는 경우 신경학적 검사, 유전적 검사를 비롯하여 뇌영상검사나 혈액검사를 통해 원인질환에 대한 감별이 반드시 필요하다

이제는 더 이상 고령화 사회가 옛말인 것처럼 젊은 층에서 ' 초로기치매' 증상 발생 빈도가 높아지고 있는 것이다. 이는 간병을 하는 가족과 보호자에게도 큰 충격과 고통을 안겨줘 제 2의 환자를 만든다는 병이 바로 치매이다.

국민건강보험공단은 2006~2015년 치매의 세부질환별, 연령별, 성별 진료실적을 조사한 결과 국내 병 · 의원에서 알츠하이머 치매 치료를 받은 30대 이하 환자가 연평균 21.8명씩 발생하는 것으로 분석되었다고 발표했다.

연도별로 2012년 40명, 2013년 37명, 2014년 28명, 2015년 26명이다. 이는 의학계에서 초로기(初老期) 치매로 보는 40~60세 발병보다 더 빨리 시작되는 초(超)초로기 치매가 적잖다는 뜻이다.

▌치매환자의 증가와 국가적 대책

현재 고령사회를 맞아 80대 이상의 고령자가 크게 늘어나고 있는데 우리나라 노인 인구 중에서 80대 노인의 경우 무려 40% 이상이 치매이므로 이는 사회적으로 대단히 심각한 문제가 아닐 수 없다.

고령화 속도를 보면 프랑스는 155년, 일본은 36년이 걸렸지만 우리나라는 26년 만에 아주 빠른 속도로 진행되고 있다. 나이가 많으면 치매에 걸릴 확률이 높아지기 때문에 이런 추세라면 치매환자가 점점 더 많아질 수밖에 없고 매우 심각한 사회문제가 될 수밖에 없으므로 대책이 시급하다.

이런 위기의식에 따라 국가적으로도 2008년 치매와의 전쟁을 선포하고 '치매종합관리대책'을 수립, 추진하여 실질적으로 가족에게 도움이 되는 장기요양보험을 실시하였다. 또한 '치매관리법'이 2011년 8월에 제정되어 현재 중앙치매센터를 두고 지역치매센터와 연계하여 치매환자를 종합적으로 관리하려고 하고 있다.

하지만 이런 국가 치매관리사업에 치매를 진단하고 치료하는 한의학계가 빠져있다는 것은 아이러니에 하나이다. 치매관리법에 명시되어있는 국가치매관리위원회에도 한의학계 인사는 없고, 국립치매센터 전문위원에 의학, 간호학, 사회복지학, 보건학, 작업치료학, 법학 분야의 전문가 20명이 참여하고 있다. 여기에 대해서 한의학계는 소외된 실정이라 정책적 소외감을 당연히 느낄 것이고 일반국민 들도 당연히 이상하게 생각한다.

우리 국민의 대다수가 치매치료에 있어서 한방적인 치료를 선호하는 경향이 있고, 일본의 경우도 한방약의 이용 비중에 오히려 높은 편이므로 당연히 포함되는 것이 옳다고 사료된다.

현대의학이 치매에 대한 뾰족한 치료대책이 없는 상황에서 전통적인 중의학에서도 치매 치료에 대한 많은 임상이 있고, 개중에 효과를 나타낸 경우도 다수 있으니 전통의학에 활용에 대해서도 진지하게 고려해야 할 것이다.

또한 민간의학에서도 효과가 있다고 알려진 것들은 제도권에서 과감히 흡수하여 통합의학으로 나가야 한다.

의(醫)는 근본적으로 하나이며 양 · 한방, 제도권 · 비제도권의 문제가 아니라 효과 있는 의술과 효과 없는 의술의 구분이 있을 뿐이라고 생각된다.

▌심각한 치매환자 증가 문제

전 세계적으로 21세기 보건의료의 가장 중요한 화두는 바로 치매라고 할 정도로 치매는 매우 심각하고 중대한 사회문제임에 분명하다. 최근 치매가족 동반자살이 신문 사회면에 크게 보도되면서 다시 한 번 치매위험에 대한 경각심을 불러일으키고, 적극적인 국가 · 사회적 관리가 필요하다는 목소리가 점점 더 커지고 있다.

현재 우리나라 치매 유병률은 노인인구의 약 10% 정도로 약 70만명이 넘는 것으로 보고 있고 2025년이면 치매인구가 100만 명 시대가 될 것이라고 예측하고 있다.

세계보건기구(WHO)는 전 세계의 치매 환자가 2030년에는 현재의 2배에 달하고 2050년엔 3배를 훨씬 넘는 1억 3천 만 명을 넘을 것으로 예상되고 있다.

그러나 세계적으로 현재 치매의 예방과 조기 발견 및 사후 관리를 위한 국가적인 프로그램을 운영하는 나라는 스웨덴, 영국, 프랑스 등 8개국에 불과하다. 심지어 서방의 고소득국가에서 조차 노인의 20~50%만이 정기검진에서 치매 여부를 점검받고 있는 실정이다.

치매의 심각성을 간파한 치매치료의 선진국 스웨덴에서 실비아 여왕이 가장 먼저 취한 정책적 조치는 '의료인들의 치매 이해'였다. 이를 위해 간호사 등 의료인 교육시스템인 '실비아 교육제도'를 도입 스웨덴의 '실비아간호사'를 양성했고, 치매 조기발견과 관리에서 뚜렷한 성과를 거뒀다.

실비아 여왕의 치매에 대한 철학은 조기진단과 효율적인 치료와 관리, 그리고 환자의 삶의 질에 모아지고 있다. 그는 "치매환자들이 가정에서 사랑하는 가족들과 함께 생활하며 치료하는 것이 무엇보다 중요하다."고 하였다.

스웨덴은 '스웨덴'이라는 치매등록제를 개발, 특화하는 등 국제적으로 치매관리에 모범적인 국가로 인정받고 있어 우리나라도 이를 타산지석으로 삼아야 할 것이다.

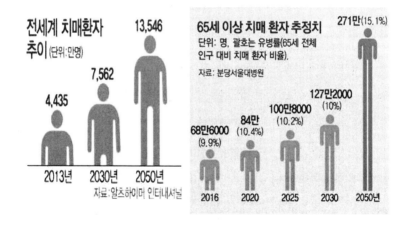

국제알츠하이머병협회(ADI)에 따르면 전 세계 치매ㆍ알츠하이머병 환자 2050년에는 무려 1억 3천 5백만 명으로 이로 인한 글로벌 치매치료제 시장 규모도 지난 2015년 기준 3조 5,000

억 원에서 오는 2024년 13조 5,000억 원으로 예상된다고 하였다.

우리나라 역시 고령화로 인해 치매 환자도 급격하게 증가할 전망이다. 국회예산정책처에 따르면 65세 이상 노인인구의 치매 환자는 2014년 약 61만 명으로 이미 60만 명을 돌파했다. 2020년 84만 명, 2050년 약 217만 명으로 크게 급증할 것으로 전망된다.

전체 인구 대비 65세 이상 치매 노인의 비중도 2012년 1.1%에서 2050년 5.6%로 5배 넘게 증가할 것으로 예상되며 지금도 80세 이상 치매노인의 비율은 거의 절반에 육박한다.

이러듯 치매가 사회적으로 심각한 지경에 와있음에도 불구하고 현재 치매 치료에 대한 확실한 대책은 아직 없으며 진행되고 있는 몇몇 해외 연구에 기대를 걸고 있는 실정이다.

결국 현시점에서 치매는 예방이 최선이며 정확한 질병 정보를 바탕으로 효율적인 대처를 강화하는 것이 차선책이라고 생각된다. 또한 제도권 의료뿐만 아니라 전통의학을 비롯 대체의학의 효과가 있는 치료수단을 모두 찾아서 통합적으로 최선의 치료법을 찾아야 할 것이다.

▌치매 상식 6가지

다음은 중앙일보에 게재된 치매 상식 6가지에 대한 기사 내용을 중심으로 치매에 대한 상식을 설명한 것이다4). 대부분 앞장에서 이미 설명한 것들이지만 다시 상기해 보기로 한다.

1. 건망증은 치매와 다르다

나이가 들면 기억력이 떨어져 건망증이 잘 생긴다. 건망증은 정보 입력은 잘하지만 기억을 불러들이는 것이 잘 안되는 것이다. 그래서 생각을 더듬어 보면 잊었던 사실을 기억해 낸다. 반면에 치매는 정보 입력 자체가 잘 안 된다.

기억장애만 있고 다른 장애는 없는 경우 경한 인지기능장애라고 하는데 이 경도인지장애 중에서 20%는 치매로 발전한다.

2. 납과 중금속이 치매를 일으킨다

치매에 대한 화학물질의 유해성은 완전히 밝혀지진 않았지만 분명하게 밝혀진 것도 있다. 납은 치매를 유발하고, 어린아이의 지적 능력에도 손상을 끼친다. 마그네슘 · 수은 · 비소 등 중금속도 뇌에 치명적이다. 우리나라 사람들의 체내에서 가장 많이 발견되고 있는 알루미늄이 알츠하이머를

---

4) [출처: 중앙일보] 운동 · 지중해식단 · 오메가3 치매 차단 효과 밝혀졌다

유발한다는 보고도 있다. 유기용제도 영구적인 뇌 손상을 유발할 수 있다. 뇌진탕 등 뇌에 충격을 주는 부상도 치매 발병 위험을 높인다. 필요한 경우 헬멧이나 안전모를 반드시 착용하는 것이 좋다.

3. 치매 환자도 기억한다

치매 환자는 기억을 잃어 아무렇게 행동해도 괜찮다고 여기기 쉽다. 답답하고 힘들어 다그치고 구박하게 된다. 이런 행동은 환자에게 감정으로 기억된다. 그리고 이 기억은 차후에 부정적이고 과격한 반응으로 도출된다.

따라서 일상 대화에서도 핀잔을 주는 식의 대화는 절대로 피하고 부드럽게 유도하는 방식으로 대화하는 것이 좋다.

4. 여성호르몬, 뇌세포 활성화 한다

여성이 치매발생이 더 많은 것은 여성호르몬인 에스트로겐과 관련이 있다. 이 호르몬은 뇌를 자극하면서 기억과 관련된 뇌세포를 활성화시키는 기능을 한다. 그런데 폐경기 이후엔 여성호르몬이 많이 감소한다.

실제 폐경기 이후 여성호르몬의 투여를 받으면 치매 위험도가 낮아진다는 보고도 있지만, 이미 치매가 걸린 후에는 효과가 없다.

5. 치매는 노화 과정이 아니다

나이가 들면 뇌세포 수가 줄어들고 인지기능이 떨어지는 것은 필연적이다. 그래서 나이가 들수록 생각의 속도는 느려지지만 그 정확도는 떨어지지 않는다. 판단력 역시 나이가 들어도 보통 잘 유지된다.

말을 이해하는 능력이 20대 이후 서서히 떨어진다고 하지만, 80대가 돼도 이 기능은 비교적 잘 유지된다.

6. 치매 치료제는 아직 없다

현재로서는 완치시키거나 병의 진행을 막을 수 있는 약물은 없다. 초기 단계의 인지기능 장애를 어느 정도 조절할 수 있는 약물은 있다. 단, 치매 발병을 2~3년 늦추는 정도다.

일부 약은 간 독성이 있어 주기적으로 간 기능 검사를 반복해야 한다. 여전히 치매치료제 개발은 진행 중이다. 개발에 성공하더라도 시판까지는 5년 이상 걸릴 전망이다. 결국 치매는 예방이 최선이다.

건망증과 치매의 차이는 무엇인가?

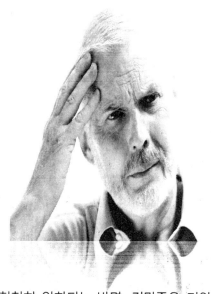

『치매는 증상이 천천히 악화되는 반면, 건망증은 기억을 잊는 증상이 갑자기 나타났다가 어느 순간부터 다시 회복된다.』

건망증과 치매의 차이는 무엇인가?

▌건망증과 치매의 차이

근래에 방영된 SBS 드라마 '천일의 약속'이 인기를 얻으면서 주인공이 걸린 '알츠하이머성 치매'에 대한 국민적 관심도 높아지고 있다.

특히 드라마 속에 서른 살의 젊고 아름다운 여자 주인공이 '기억력이 예전 같지 않다', '자주 잊어버리는 것 같다'는 자각증상으로 병원을 찾은 결과 알츠하이머성 치매란 진단을 받게 되자 기억력이 예전 같지 않은 시청자들을 긴장시키고 있다.

알츠하이머성 치매란 무엇이며, 이는 단순한 건망증과 어떻게 다른지 알아보면 다음과 같다[5].

치매는 단지 기억력만 감퇴되는 것이 아니라 식사하기, 용변 보기, 거동하기, 옷 입기 등 독립적으로 할 수 있는 기본 일상 생활 능력이 떨어져 가족들이나 주변 사람들의 수발을 필요로 하게 된다.

그리고 더 나아가 망상, 환각, 배회, 불안, 초조, 흥분, 불면 등

---

5) 출처 : 헬스조선

문제 행동을 일으켜 가족들을 힘들게 하는 것으로 개인은 물론 사회적으로 문제가 심각한 질병이다.

그러므로 가능한 치매는 초기 단계에서 빨리 진단 내려서 적극적으로 치료를 받아야 더 이상 악화되는 것을 막을 수 있으며 경우에 따라서는 회복되는 수도 있다.

▌건망증이란 무엇을 말하나?

건망증은 한꺼번에 여러 가지 일들을 기억해야 하는데 기억용량이 상대적으로 부족할 때 나타나는 현상이다. 치매는 어떤 기억을 영원히 상실하는 뇌질환이지만, 건망증은 일시적으로 잊어버리는 자연스러운 노화 현상이다.

치매는 증상이 천천히 악화되는 반면, 건망증은 기억을 잊는 증상이 갑자기 나타났다가 어느 순간부터 다시 회복된다는 특징을 지니고 있다.

건망증은 우울증이나 불안 신경증, 불면증, 폐경 후 증후군 등의 질환을 가진 중년 이후의 주부에게 나타나는 소위 주부건망증이나, 기억할 일이 많고 걱정거리가 많은 중년 남자들에게서 자주 나타나는 편이다. 특히 술, 담배를 많이 할수록 더자주 나타난다고 알려져 있다.

▌건망증을 없애는 방법

건망증을 없애려면 먼저 뇌를 구체적으로 이해할 필요가 있다. 기억과 관련된 곳은 뇌 양쪽에 있는 '해마'가 핵심이며 직경 1 cm, 길이 10cm 정도의 오이처럼 굽은 해마에는 우리가 보고 듣고 느낀 것들이 모두 저장된다.

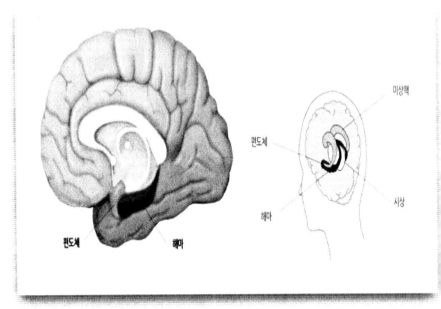

[해마의 위치]

하지만 해마의 뇌 신경세포는 태어나는 순간부터 조금씩 파괴
되기 시작해, 20세 이후엔 그 속도가 빨라지고 1시간에 약 3,
600개의 기억 세포들이 사라진다고 한다. 이 속도를 늦출 방
법으로 알려진 건망증을 없애는 6가지 방법을 소개한다.

1. 뇌혈류 증가에 도움이 되는 걷기

　　미국 일리노이대 의대 연구팀이 평균적인 뇌 크기를 가진
　　사람 210명에게 1회 1시간씩, 1주일에 3회 빨리 걷기를
　　시키고, 3개월 뒤 기억을 담당하는 뇌세포의 활동 상태를
　　조사했더니, 자신의 연령대 보다 평균 세 살 어린 활동력을
　　보였다. 연구팀은 걷기 운동을 하면 운동 경추가 자극돼 뇌
　　혈류가 두 배로 증가된다는 사실도 밝혀냈다.

　　또 서울대병원 신경과 이동영 교수는 "혈류 공급이 원활하
　　면 뇌세포를 죽이는 호르몬이 줄어 뇌가 훨씬 복합적이고
　　빠른 활동을 수행해 낼 수 있다. 이런 운동은 장기적으로
　　기억력 향상에 큰 도움이 된다."고 하였다.

2. 기억 수용체 자극하는 와인을 마신다

　　뉴질랜드 오클랜드의대 연구팀은 하루 1~2잔의 와인이 기
　　억력을 크게 향상시킨다는 연구 결과를 내놓았다. 뇌에는
　　NMDA라는 기억을 받아들이는 수용체가 있는데, 이것이
　　알코올에 민감하게 반응해 활성화된다는 것이다.

건국대병원 신경과 한설희 교수는 "소량의 알코올은 NMDA를 자극할 뿐 아니라 혈관을 확장시켜 혈류도 좋게 한다. 특히 적포도주의 항산화 성분은 뇌세포 파괴도 동시에 막아줘 기억력을 증대시켜 준다"고 하였다.

그러나 하루 5~6잔 이상의 과도한 음주는 오히려 뇌세포를 파괴시켜 기억력을 감퇴시키고 과도한 음주는 가장 위협하는 치매발생 요인이다.

3. 중추신경을 흥분시키는 커피와 차를 마신다

프랑스국립의학연구소 캐런리치 박사가 65세 이상 성인 남녀 7,000명을 대상으로 4년 동안 연구한 결과 커피를 하루 세 잔 이상 마신 그룹은 한 잔 정도 마신 그룹에 비해 기억력 저하 정도가 45% 이상 낮았다.

또 캐나다 오타와대 연구팀이 1991~1995년 4개 도시 6000여 명을 조사한 결과에서도 카페인을 꾸준히 섭취한 그룹이 그렇지 않은 그룹보다 기억력 테스트에서 평균 31%가량 높은 점수를 받았다.

커피와 차에 포함된 카페인 성분은 중추신경을 흥분시켜 뇌의 망상체(의식조절장치)에 작용해 기억력을 높여주어 도움을 준다.

4. 스트레스 호르몬 감소에는 잠이 필요하다

미국의 정신의학자 스틱골드가 2,000년 《인지신경과학
지》에 발표한 논문에 따르면 지식을 자기 것으로 만들려
면 지식을 습득한 날 최소 6시간을 자야 한다고 하였다.

수면전문 병원 예송수면센터 박동선 원장은 "수면 중 그날
습득한 지식과 정보가 뇌 측두엽에 저장되며 특히 밤 12시
부터는 뇌세포를 파괴하는 스트레스 호르몬인 코티졸이 많
이 분비되므로 이때는 꼭 자는 것이 좋다"고 말했다.

5. 기억을 돕는 노력으로 메모를 습관화 한다

우리 뇌의 장기기억(오랫동안 반복돼 각인된 것)의 용량은
거의 무제한이다. 하지만 단기기억 (ex. 갑자기 외운 전화
번호, 그 날의 할 일의 목록, 스쳐 지나가는 상점 이름 등)
의 용량은 한계가 있다는 것이다.

그래서 기억세포가 줄어든 노인은 하루일과나 전화번호 등
은 그때그때 메모하는 것이 좋다. 오래 외울 필요 없는 단
기기억들이 가득 차 있으면 여러 정보들이 얽혀 건망증이
더 심해질 수 있기 때문에 메모습관이 도움이 된다.

6. 기본 기억력 향상에는 독서가 효과적이다

치매 예방법으로 알려진 화투나 바둑보다 독서가 더 기억

력 유지에 좋다. 경희대병원 연구팀이 바둑, 고스톱, TV 시청, 독서 등 여가 생활과 치매와의 상관관계를 조사한 결과 독서를 즐기는 노인의 치매 확률이 가장 적었다는 것이다. 흔히 치매 예방에 효과가 있는 것으로 언급되는 바둑이나 고스톱의 치매 예방효과는 오히려 거의 없었다는 것이다.

이에 대해서 연구팀은 독서를 하면 전후 맥락을 연결해 읽게 되므로 단기 기억을 장기 기억으로 전환시키는 과정을 반복해서 훈련하게 돼 기억력 증진에 큰 도움이 된다고 하였다.

▮ 경도인지장애란?

경도인지장애 건망증과 치매의 중간단계이다. 치매에 비하면 판단력, 지각, 추리능력, 일상생활 능력 등이 대부분 정상이지만, 단순한 건망증에 비해서는 더 자주 무언가를 잊는다는 점에서 차이가 있다.

그러나 노인이 되면 일반적으로 기억력이 감퇴되고 활동 영역에 제한이 생기기 때문에 겉으로 봐서는 단순한 건망증인지 경도인지장애인지 치매인지를 구별하기가 그리 쉽지는 않다.

경도인지장애의 주요 증상은 금방 있었던 일이나 최근의 일을 잊어버리는 단기기억력 저하가 대표적이며, 이전에는 잘 해내던 일을 갑자기 제대로 하지 못하거나 계산 실수가 잦아지는 것 등을 들 수 있다.

그리고 경도인지장애를 지닌 사람 중에서 매년 10~15%가 치매로 이행되는 것으로 알려져 있다.

다음은 경도인지장애 자가테스트 문항이며 만일에 많은 문항에 자신이 해당되고 있다면 바로 병원에 가서 정확한 검사를 받는 것이 좋다.

1. 오늘 날짜와 요일을 잘 모른다.
2. 물건을 둔 위치가 기억이 안 난다.
3. 같은 질문을 반복하는 경향이 있다.
4. 약속을 잘 잊어버린다.
5. 무슨 일을 하고 있었는지 기억이 안 난다.
6. 사람 이름이 갑자기 기억이 나지 않는다.
7. 이해가 잘되지 않아서 대화에 문제가 생긴다.
8. 길을 잃는 경우가 많아 졌다.
9. 계산능력이 떨어지고 있다.
10. 성격이 변했다는 이야기를 듣는다.

11. 가전제품 사용에 어려움을 겪는다.

12. 청소와 정리정돈을 하지 못하겠다.

13. 옷을 입는 데에 문제가 있다.

14. 대중교통 이용에 어려움을 느낀다.

15. 옷을 갈아입기가 싫음을 느낀다.

▌건망증 vs 치매

치매의 효과적인 치료와 예방을 위해서는 치매의 초기 단계인 경도인지장애가 있을 때부터 이를 인지해내고, 적극적으로 예방해야 한다. 하지만 이를 구분해 내기란 쉽지 않다.

실제 사례를 통해 건망증과 치매의 차이점에 대해 알아보면 예를 들어 '친구와 만나기로 한 약속을 잊어 버렸다' 는 사실이 있을 때, 건망증은 "아, 참 맞아, 미안해" 라고 약속을 기억해 내고 이야기한다.

하지만 경도인지장애는 전화를 하고, 약속을 한 일 자체에 대한 기억을 상기시켜 보아도 전혀 기억해 내지 못한다는 특징을 나타낸다. 그래서 "우리가 약속을 했었다고?, 우리가 전화를 했었다고?" 라는 등의 반응이 나타나는 것이다.

그 밖에 건망증은 열쇠, 지갑, 세금 고지서 등의 물건을 어디에 두었는지 기억이 안나 결국은 한참 만에 찾는다. 전체적으로 어떤 일이 있었는지는 기억이 나지만 그 자세한 부분들은 기억하기 힘들다,

기억력이 자꾸 감소하는 것 같아 ' 메모를 하면서 가능한 잊어버리지 않으려고 노력한다.' 등의 현상이 나타난다. 반면 치매 초기인 경도인지장애는 며칠 전에 들었던 이야기를 잊어버려 같은 질문을 반복한다. 그리고 이것을 귀띔을 해주어도 기억하지 못한다,

치매는 어떤 일이 일어났었다는 사실 자체를 기억하지 못하고 자기가 한 일도 기억하지 못한다, 더구나 기억력이 나빠지는 것을 자신이 모르거나 부인한다. 또한 시간, 장소, 사람에 대한 기억이 나빠진다. 과거 기억에 비해 최근 기억이 현저히 나빠진다. 전화 왔다는 내용을 전해주지 않거나 돈 계산을 잘못한다든가, 거스름돈을 줄 때 실수 하는 등의 증상이 나타난다.

경도인지장애의 또 다른 특징은 기억력 감퇴와 함께 성격이 변하고, 언어 · 시간 · 공간 지각능력 등이 함께 동시적으로 저하되는 경우가 많으나 건망증은 이런 증상이 없다.

60세 이하에서 가족력이 없으면 건망증 증세를 보여도 치매일 가능성은 작다. 그러나 60세 이상에서 기억력 상실과 함께 행동 등에 변화가 오면 치매 가능성을 염두에 두어야 한다.[6]

건망증	치매
가끔씩 약속이나 상대방의 이름, 자신이 했던 행동을 잊어버린다.	자주 잊어 사회생활·일반생활에 지장이 많다.
익숙하게 하던 일에서 실수를 하거나 부분적인 과정을 잊어버린다.	익숙하던 일에 대해서 기억조차 못한다.
사용하고자 하는 단어를 종종 생각해 내지 못한다.	쉬운 단어를 잊고 엉뚱한 단어를 자주 쓰며 문장 자체 이해기 어렵다.
종종 요일과 시간을 까먹고, 자신이 사야하는 물건을 깜빡한다.	자신이 자주 다니는 길에서 길을 잃게 되고 목적지 자체를 잊어버린다.
추운 겨울에 외투 챙기는 것을 깜빡할 수 있다.	여름에 겨울옷을 입고, 겨울에 여름옷을 입는 등 판단력이 저하된다.
계산이 틀리거나, 하는 도중 까먹을 수 있다.	숫자 개념 자체를 이해 못하고, 단순 계산을 전혀 하지 못한다.
열쇠, 핸드폰, 지갑 등을 둔 곳을 몰라 찾는 경우가 흔하다.	이러한 물건들을 엉뚱한 곳에다 두고 잊어버린다.
기분변화에 따라 쉽게 행동 변화를 보일 수 있다.	이유 없이 기분이 매우 빠르게 변하고 감정을 그대로 표현한다.
성격의 변화가 자연스럽고 천천히 온다.	성격이 전과 달리 급작스럽게 돌변한다.
진행이 없거나 매우 더디다.	치료하지 않으면 반드시 진행한다.
있었던 일의 일부분을 까먹는다.	일이 있었다는 자체를 까먹는다.
힌트를 주면 쉽게 다시 생각해 낸다.	힌트를 줘도 기억 못하는 경우가 많다.
주로 기억력만 나쁘다.	기억력 및 언어, 시공간 능력도 나빠진다.

6)출처http://health.chosun.com/site/data/html_dir/2011/10/31/2011103101720.
  html/Dep0=twitter

▌건망증의 자가테스트

다음은 건망증의 자가테스트 항목이다.

1. 약속을 해놓고도 까먹는다. ☐
2. 어떤 일을 해놓고도 까먹는다. ☐
3. 며칠 전에 들었던 이야기를 잊어버린다. ☐
4. 전화번호나 다른 사람의 이름을 잊어버린다. ☐
5. 어떤 일이 언제 어떻게 일어났는지 기억하지 못할 때가 있다. ☐
6. 반복되는 일상생활에 변화가 생겼을 때 금방 적응하기 힘들다. ☐
7. 동일한 사람에게 같은 이야기를 반복한다. ☐
8. 이야기를 하는 도중 무슨 이야기를 하고 있었는지 잊어버린다. ☐
9. 오래 전부터 해오던 일은 잘하지만 새로운 것을 배우기 힘들다. ☐
10. 가족 생일이나 결혼기념일 등 중요한 사항을 잊어버린다. ☐
11. 물건을 항상 두는 장소를 잊어버리고 엉뚱한 곳에서 찾는다. ☐
12. 하고 싶은 말이나 표현이 금방 떠오르지 않는다. ☐
13. 남에게 같은 질문을 반복해서 물어본다. ☐
14. 물건을 두고 다니거나 가지고 갈 물건을 놓고 간다. ☐
15. 전에 가본 장소인데 기억하지 못한다. ☐

16. 물건을 어디에 뒀는지 몰라서 찾는다. ☐
17. 여러 가지 물건을 사러 갔다가 한 두 가지를 **빼먹고** 안 사온다. ☐
18. 어떤 일을 해놓고 했는지 안했는지 몰라 재차 확인한다. ☐
19. 가스 불 끄는 것을 잊어버려 음식을 태운 적이 있다. ☐
20. 약 먹는 시간을 놓친다. ☐

만일 위에 항목에서 자신이 해당되는 항목이 6개 이하일 경우 : 정상 / 7~14개 : 위험군이며, /15개 이상 : 중증으로 판단되어 진다.

물론 모든 사람들이 평소에 건망증으로 인해 물건을 놓고 오거나 어떤 일에 대해 일시적으로 잊어버릴 수 있다. 그러나 그러한 생활들이 오랫동안 지속되고, 증세가 점점 더 심해진다면 이 경우 전문가와 상담이 필요하다.

<참고> **귓볼 주름과 치매**

최근 연구에 의하면 귓볼 주름이 있는 사람은 치매 발병 가능성이 높다고 하였다. 귓볼 주름이 가로로 나타나면 치매의 발병 가능성이 높아지고 뇌, 심장질환의 발병가능성도 높아져 MRI 등 정밀검사의 필요가 있다.

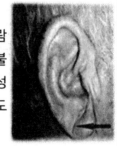

▌치매의 의심 증상

1. 기억장애가 나타난다

   이름, 전화번호 등을 기억하기가 힘들며 며칠 전에 들었던 이야기를 잊어버려 같은 질문을 반복한다. 어떤 일을 해놓고도 잊어버려 다시 한다.

   물건을 어디에 두었는지 몰라 찾아 헤맨 적이 자주 있다. 심한 경우 오전의 일을 오후에 잊어버리거나, 방금 전의 일을 잊어버리는 경우도 있다. 주방에서 가스 불 위에 음식을 올려놓은 것을 잊어버려 태우는 경우가 종종 있다.

2. 언어장애가 생긴다

   하고 싶은 말이나 표현이 금방 떠오르지 않고 물건 이름이 잘 생각나지 않는다. 책을 읽을 때도 같은 문장을 여러 번 반복해서 읽어야 이해가 된다. 심한 경우에는 신문이나 잡지를 읽을 때 이야기 줄거리를 파악하지 못한다.

   대화중에도 말귀를 잘 못 알아듣는다. 청력저하에 의한 증상일 수도 있지만 이것이 치매의 초기증상일 수 있으니 주의 깊게 보아야 한다.

3. 시·공간능력 저하로 방향감각이 상실 된다

방향감각이 떨어져서 길을 잃거나 평소 자주 가던 곳도 가지 못하고 헤매는 경우가 있고, 심한 경우에는 집 안에서도 화장실을 못 찾고 헤매는 경우도 생기게 된다.

4. 계산능력이 저하된다.

계산능력이 떨어져서 이전에는 셈을 잘하던 사람도 돈 관리를 못하게 된다. 예를 들어 시장에 가서 거스름돈을 받아오는데 실수가 생긴다.

5. 성격 및 감정의 변화가 생긴다

이전에는 사교적이었으나 외출하기를 싫어하고 집안에만 있으려고 한다. 평소에는 엄격하던 사람이 이상할 정도로 너그러워지고 의욕적으로 하던 일조차도 귀찮아한다. 어린 아이 같이 생각이 단순해지지만 때로는 이기적으로 변할 수도 있고 세수나 목욕 등의 개인위생도 게을리하게 된다.

6. 이상행동이 나타난다

'누군가 자기 자신의 물건을 훔쳐갔다.', '배우자가 바람을 핀다.', '남이 나를 해치려 한다.' 는 등의 망상을 보이는 경우가 있다. 사람을 때리거나 고함을 지르고 욕설을 하는 등의 공격적인 행동을 보이기도 한다.

공연히 집안을 왔다 갔다 하면서 옷을 입었다 벗었다 하거나 장롱이나 서랍에 있는 모든 옷을 꺼내서 다 개어서 다시 넣었다가 또 꺼내서 정리하는 반복적인 행동을 보이는 경우도 있다. 쓸데없이 바깥을 배회하는 증상을 보이기도 한다.

▎일상생활에서 관찰되는 치매 증상

1. 우울함이 자주 보인다

신경학 저널에 실린 논문에 따르면 우울증을 앓고 있는 중장년층의 경우 그렇지 않는 사람들보다 치매에 걸릴 확률이 높은 것으로 나타났다. 이 결과는 50세 이상 2,400명을 7년간 관찰해 얻은 결과로서 연구팀은 연구초기 정신건강과 육체건강을 묻는 설문조사를 실시했고 연구초기 우울증을 호소했던 사람들에서 7년 후 치매증상을 보인 경우가 2배 많은 것을 알 수 있었다.

치매와 동반된 우울증은 치매를 악화시킬 수 있으므로 우울증 치료는 가능한 조속하게 받는 것이 좋다. 또 치매는 아니지만 심한 우울증으로 치매 증상을 보이는 환자들도 있기 때문에 정확한 진단과 조기치료가 필요하다.

2. 입맛이 변했다

일본연구진의 연구에 따르면 먹고 싶은 음식의 종류가 크게 변했다면 치매의 초기증상을 의심해 볼 수 있다고 하였다. 특히 사탕 등 단것에 대한 선호도가 높아졌을 때 의심해 볼 수 있는데, 이는 입맛과 식욕을 조절하는 두뇌 파트가 질병으로 손상되고 있음을 알려주는 신호이다.

더불어 일부 치매 환자들은 부패하거나 유통기한이 지난 음식도 스스럼없이 먹는 것이 관찰되었다. 추가로 식욕이 갑자기 증가하고 자주 하는 음식 맛이 변했을 경우에도 치매증상을 의심해 볼 수 있다.

3. 상대방의 거짓말에도 무덤덤하다

치매 환자 특징 중에 하나는 무표정하고 감정의 부족한 것 등을 들 수 있다. 상대방이 거짓말을 하거나 무례하게 대하는 데도 이것에 바로 적절하게 대응하지 못할 경우 치매를 의심할 수 있다. 이는 치매가 상대방의 언어를 받아들이는 능력에 혼동을 초래했기 때문이다.

4. 쓸모없는 것에 애착이 강해진다

치매의 주요 증상 중 하나가 최근의 사건, 대화 등은 기억하지 못하고 오래된 과거의 기억에 집착하는 것을 들 수 있다. 이 외에도 물건에 대한 비정상적인 집착이 나타나는 증상이 심해질 수 있다.

예를 들어 신문을 사서 읽지 않고 집에 쌓아두는 행동을 하거나 가치가 없어 보이는 골동품을 주워와 집에 쌓아둔 다면 치매를 의심해 볼 수 있다.

또한 사재기와 강박에서 비롯되는 의례적인 행동이 치매와 관련이 있을 수 있다.

5. 걸음걸이가 달라진다

치매를 유발하는 독성물질이 뇌에 계속 쌓이면 몸의 균형을 잃고 자주 넘어지는 증상이 발생하는데 이렇게 잦은 넘어짐이 치매의 전조증상의 하나이다.

이것은 치매를 알 수 있는 굉장히 중요한 신호라고 보아야한다. 손의 움직임은 괜찮지만, 다리를 질질 끌거나 첫걸음을 떼기 힘들어하는 경우에는 혈관성 인지장애나 혈관성 치매를 의심해 보아야 한다. 파킨슨병 치매는 팔의 움직임이나 손놀림 자체도 느리며, 팔을 상체에 붙이고 자세를 구부정하게 하여 걷는다. 그리고 균형 장애로 인해 돌아설 때 중심 잡는 것을 어려워한다.

알츠하이머 치매는 걸음 걷는 속도가 정상인보다는 약간

늦지만 혈관성 치매나 파킨슨병 치매 환자보다 보폭도 크고 비교적 잘 걷는다. 하지만 알츠하이머 치매 환자는 같은 말을 반복한다던지 방금 했던 일을 잊어버리는 증상을 자주 보인다.

6. 길을 잃어버린다

처음 가는 곳에서는 누구나 다시 찾아 나오는 길을 잃어버린 일을 겪을 수 있다. 그러나 방향감각이 상실되어 자주 다니던 집 근처의 동네에서도 집을 못 찾아 헤멘다든가 일상적으로 다니던 길을 기억하지 못하고 중도에서 길을 잃어버린다면 이것은 치매의 주요한 증상으로 보아야 한다.

7. 공공질서에 대한 의식이 없어진다

평소에 공공질서를 잘 지키며 살아오던 사람이 질서의식이 사라져 이해할 수 없는 이상행동을 하기 한다. 예를 들어서 갑작스럽게 물건을 훔치거나, 특정 장소에 무단으로 침입하고, 교통신호를 위반하는 등의 행동도 치매 초기증상을 의심해 볼 수 있다. 이는 치매로 인해 사회적 룰을 인식하고 공공질서는 지키게 하는 두뇌영역이 훼손되었기 때문이다.

치매 의심증상들

1. 우울함이 자주 보인다.
2. 직업이나 일상생활에 영향을 줄 정도로 최근 일에 대한 기억력 상실이 있다.
3. 익숙한 일을 처리하는데 어려움이 생긴다.
4. 언어사용이 어려워진다.
5. 시간과 장소를 혼동한다.
6. 판단력이 감소하거나 그릇된 판단을 자주 한다.
7. 추상적인 사고능력에 문제가 생긴다.
8. 물건을 잘못 간수한다.
9. 기분이나 행동의 변화가 온다.
10. 성격 및 감정의 변화가 온다.
11. 자발성이 감소한다.
12. 공공질서의식이 없어진다.
13. 쓸모없는 것에 집착하기 시작한다.
14. 걸음걸이가 전과 달라진다.
15. 평소에 자주 다니던 길을 잃어버린다.

[출처; 노인건강요법 치매예방교육, 한국경력개발진흥원]

100명의 치매어르신 중

절주로 11명,

금연으로 14명,

뇌손상을
예방하면 1명,

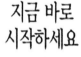
지금 바로
시작하세요

우울증을
잘 관리하면 8명,

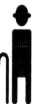

고혈압을
잘 관리하면 5명,

당뇨병을
잘 관리하면 3명,

비만을
잘 관리하면 2명,

꾸준한 운동을 하면
13명이

[치매예방 포스터; 100명의 치매 어르신 중 금연으로 14명, 꾸준한 운동으로 13명, 절주로 11명, 우울증을 잘 관리하면 8명, 고혈압을 관리하면 5뭉, 당뇨를 잘 관리하면 3명, 뇌손상을 예방하면 1명이 치매가 예방된다.]

치매의 종류와 증상

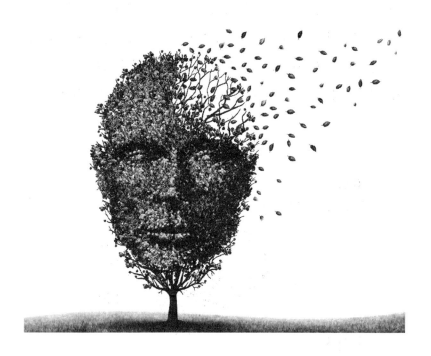

『 치매는 알츠하이머병만이 아니라 혈관성치매, 즉 다발성뇌경색(뇌졸중, 즉 중풍)에 의한 치매, 우울증에 의해 생기는 가성치매, 외상에 의한 외상성 뇌 손상에 의한 치매 등을 모두 포함하는 것이다.』

치매의 종류와 증상

▌치매증세의 정의

치매증세란 대뇌의 병으로 인해 생기는 하나의 증후군이다. 대개 만성적이고 서서히 악화되는 진행성으로 나타나며, 기억력 · 사고력 · 방향을 찾는 지남력 · 사물이나 현상을 이해하는 이해력 · 계산능력 · 낯선 환경으로부터의 학습능력 · 언어 및 판단력 등의 손상을 포함하는 다양한 인지기능의 장애이다.

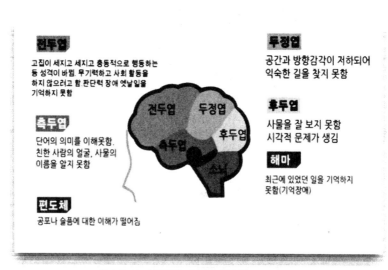

[뇌손상 부위별 치매 증상]

이들 가운데 최소 2가지 이상이 상실되어 일상적인 활동에 심각한 장애를 초래하는 경우로 정의된다.

그리고 이러한 장애는 뇌손상부위에 따라서 부위별로 각기 다른 다양한 치매 증상이 발견되고 있다.

또한 치매는 최근 일반인도 관심을 가지는 알츠하이머병만을 이야기하는 것이 아니라 혈관성치매, 즉 다발성뇌경색(뇌졸중, 즉 중풍)에 의한 치매, 우울증에 의해 생기는 가성치매, 외상에 의해 생기는 외상성 뇌 손상에 의한 치매 등을 모두 포함하는 일반적인 용어이다.

치매의 종류는 발병의 빈도순으로 살펴보면, 보통 알츠하이머병에 의한 치매가 약 50~60%, 혈관성 치매 20~30%, 나머지 10~30%는 기타 원인에 의한 치매라고 알려져 있다. 현재 우리나라 사람의 치매발병은 뇌졸중의 증가와 관련 있는 혈관성 치매가 점차 증가하는 추세로 알려져 있다.

그런데 원인질환의 성격에 따라서는 다른 특별한 질환이 없음에도 불구하고 발생하는 원발성 치매와 다른 질환에 의해 이차적으로 치매가 발병한 경우로 크게 나눌 수 있다.

▌원발성 치매

원발성 치매의 원인으로는 퇴행성 뇌질환(degenerative brain disease)이 대표적이다. 주로 뇌 신경세포의 손상과 소실이 일어나는 질환이지만, 아직까지 원인이 뚜렷이 밝혀지지 않고 있다.

원발성 치매에는 가장 많은 비율을 차지하고 있는 알츠하이머병과 이의 변종인 전측두엽성 치매, 파킨슨병에 의한 치매, 미만성루이소체 질환 등이 여기에 속한다.

다른 질환에 의해 이차적으로 치매가 발생하는 경우로는 우울증이나 약물, 알코올 및 화학물질 중독에 의하거나, 대사성 원인으로 전해질장애, 갑상선질환, 비타민 결핍증 등과 감염성 뇌질환, 두부외상, 수두증과 다발성 경색증 등이 있다.

치매의 임상경과는 치매의 원인에 따라 매우 다양한 양상을 보인다. 알츠하이머병 치매에서는 인지기능의 장애가 서서히 일어나서 점점 심해진다.

▌혈관성 치매

혈관성 치매는 급작한 발병을 보이고 때로는 계단식의 악화를 나타내는 것이 특징적이다. 일반적으로 환자의 신체적 장애를

66

비교적 후기에 나타나는데 시간이 갈수록 환자는 보행의 장애로 주로 의자와 침대에서만 지내게 된다.

치매는 기억력과 아울러 다른 지적인 능력의 감퇴가 오는 것을 일컬으며, 노인이 되면 정상적으로 나타나는 기억력의 감퇴와 구별되는 특별한 질병이다. 전신의 근육 경직이 나타나거나 요실금 또는 변실금이 빈번해진다. 경련성 발작이나 간대성 근경련 등이 환자의 말기에서 나타날 수 있다.

치매노인이 사망하는 직접적 원인 중에 가장 흔한 이유는 폐렴, 요로감염증, 욕창성 궤양 등의 감염으로 인한 것이다.

치매의 원인은 매우 다양한데 일반적으로 치료가 가능한 치매의 원인에는 우울증, 약물중독, 갑상선질환, 비타민 결핍증, 뇌염, 두부외상 등이 있다.

치매 원인의 대부분은 현재로는 완치가 불가능한 알츠하이머병 등을 포함한 만성 뇌질환을 비롯하여 중풍에 의한 혈관성 치매, 알코올성 치매 등이 차지한다.

알츠하이머병 치매는 유전적 원인이 많이 밝혀졌다. 혈관성 치매의 대부분을 일으키는 뇌졸중의 가장 흔한 원인은 고혈압이다. 혈관성 치매에 걸릴 위험이 높아지는 조건은 고혈압, 심장질환, 당뇨병, 흡연 및 고지혈증이 있는 경우 등이다.

▌알츠하이머성 치매

알츠하이머는 치매의 한 종류로 가장 많은 비중을 차지하며 전체 치매환자의 약 50~60%를 차지한다. 알츠하이머 치매는 나이가 들어감에 따라 대뇌의 겉 부분인 피질이 손상돼 고차원적인 지적능력을 상실하는 것을 말한다.

알츠하이머 치매에 걸릴 위험성이 높아지는 조건은 연령이 높거나 남성보다는 여성이 더 많고, 교육수준이 낮은 경우, 가족력이 있는 경우, 과도한 흡연 등의 경우 알츠하이머병 치매에 걸릴 위험성이 높다.

알츠하이머병은 치매의 대다수를 차지할 정도로 가장 흔하고 아직까지 원인적 치료가 불가능한 질환으로 알려져 있다. 기억, 사고 및 행동에 장애를 초래하는 뇌의 진행성, 퇴행성 병변이다.

알츠하이머는 치매의 주요 원인으로는 대체로 다음과 같이 설명하고 있다. 서서히 발병하고, 서서히 진행하며 시간이 흐를수록 점차로 악화되는 것이 특징이다. 발병의 구제적인 원인은 아직 명확하게 밝혀지지는 않았다. 초기에는 기억장애가 오는데 최근 기억이 장애를 받으며 또 언어장애가 나타나면서 같은 질문을 반복하거나 대화도중 주제를 잊거나 적절한 단어를 찾아내는데 어려움을 느낀다.

알츠하미머형 치매 다음으로 많은 혈관성 치매는 전체 치매환자의 20~30%를 차지한다. 혈관성 치매는 갑자기 시작되고 갑자기 악화되거나 호전되기도 한다. 그리고 알츠하이머형 치매와 혈관성치매가 함께 혼합형치매로 나타나는 경우도 있다.

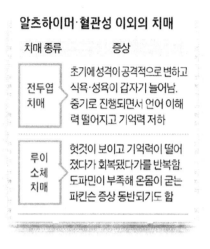

알츠하이머·혈관성 이외의 치매

치매 종류	증상
전두엽 치매	초기에성격이공격적으로 변하고 식욕·성욕이 갑자기 늘어남. 중기로 진행되면서 언어 이해력 떨어지고 기억력 저하
루이 소체 치매	헛것이 보이고 기억력이 떨어졌다가 회복됐다가를 반복함. 도파민이 부족해 온몸이 굳는 파킨슨 증상 동반되기도 함

알츠하이머병은 1907년 Alois Alzheimer에 의해 처음 기술되었다. 이 병으로 진단된 대부분의 환자들은 65세 이상이지만, 40대나 50대에 발병하는 경우도 있다.

WHO(세계보건기구)에 따르면 현재 세계 알츠하이머 환자는 2400명이며 2020년까지 4200만명으로 증가할 전망이다.

알츠하이머병은 노인성 치매라고 하며 치매의 원인 중 가장 흔한 질환이다. 뇌에 베타-아밀로이드라는 펩타이드가 축적되어 대뇌피질의 신경세포들이 감소하게 되고 대뇌 기능이 저하되면서 증상들이 나타나게 된다.

사실 베타-아밀로이드는 모든 사람들이 가지고 있지만 알츠하이머병 환자는 이 펩타이드가 너무 많이 만들어지거나 적게

분해되며 이로 인해 아밀로이드가 뭉쳐져 플라그가 형성이 되고 뇌혈관체 축적되어진 플라그가 뇌신경을 손상시키면서 알츠하이머병을 유발하게 된다.

	알츠하이머성 치매
초기	기억장애가 온다. 최근 기억이 장애를 받는데 같은 질문을 반복하거나 대화도중 주제를 잊거나 적절한 단어를 찾아내는데 어려움을 느낀다.
중기	가족이나 주위 사람들이 변화를 감지할 수 있다. 언어장애가 시작되어 대화를 유지하기 힘들다. 계산력이 필요하거나 계획성이 요구되는 일 처리가 힘들다. 공공장소에서 부적절한 행동을 하거나 안절부절하며 초조해 한다.(야간에 더 심해 진다)
말기	생각하거나 추론할 수 있는 능력이 없어진다. 기억이 거의 없고 말하기가 힘들며 남의 말을 이해하지 못한다. 식사나 몸단장 등 기본적 일상생활도 타인의 도움을 받아야 가능하고 성격이 황폐해 진다. 대변실금, 요실금이 생기며 쇠약감이 심해지고 면역력이 저하되어 감염에 취약해 진다. 환자는 전혀 움직일 수 없게 되어 침상에 계속 누워 있어야 하고 결국 몸이 매우 쇠약해져 요로감염, 폐렴, 욕창 등의 합병증이 발생하여 사망에 이르게 된다.

[출처: 노인건간요법 치매예방교육, 한국경력개발진흥원]

뇌에 혈류가 부족하면 알츠하이머가 유발된다는 연구결과가 나와 의약계의 관심을 끌고 있는데 뇌에 혈류가 알츠하이머 질환 발생에 중요한 요인이 된다는 주장이 사실로 나타났다.

국제 신경학 저널 '뉴런(Neuron)' 최근호에 따르면 미국 노스웨스턴대 페인버그 의대 연구진은 인간과 쥐의 뇌를 관찰한 결과 알츠하이머가 뇌에 혈류의 혈당공급 부족으로 일어나는 생화학적 연쇄반응이라며 혈당을 공급하는 혈류가 부족하면 알츠하이머가 유발된다고 밝혔다.

지금까지 알츠하이머가 신경을 공격하는 아밀로이드 단백질 플라크 축적과 관련됐다는 메커니즘 만 알려져 왔을 뿐 원인은 밝혀내지 못했다. 아밀로이드 베타 단백질의 섬유유사 매듭을 발생시키는 'BACE1'라는 효소를 증가시키는 것으로 나타나서 알츠하이머가 뇌졸중 발생 시 일어나는 에너지차단의 결과와 같은 방식으로 일어나는 것 같다고 주장했다.

뇌혈류를 개선시키는 것이 알츠하이머 예방이나 치료에 효과적으로 치료에 접근할 수 있다는 것을 발견한 결과로 운동, 콜레스테롤 섭취 감소, 고혈압 관리 등이 도움이 될 수 있다[7].

---

7) 참고로 치매예방에 도움이 되는 혈자리로 풍지혈과 천주, 백회, 기해혈이 효과가 있으며 이곳을 지속적으로 자극하면 뇌의 혈류를 증가시켜 알츠하이머 치매는 물론 혈관성 치매의 예방과 치료에 도움을 준다.

치매의 원인 질환들		
치매의 종류	주요 위험요인	치료 및 예방
완치 불가능 치매	퇴행성 뇌 질환에 약한 치매 ; 알츠하이머병 ; 전두측두치매; 루이치매 등	고령 가족력 두부외상 고혈압 당뇨 심장질환 우울증	초기에 진단받으면 AChEls를 통해 진행 지연가능 중기 이후엔 정신행 동증상에 대한 대증 적 치료병행
일부 회복 가능 치매	뇌혈관성치매	고혈압 심장병 당뇨병 동맥경화 고지혈증 흡연 등	알츠하이머 다음으 로 많음 위험요인을 관리하 면 예방가능 AChEls, 항혈소판제 재, 항응고제 등의 치료제사용
완치 가능 치매	대사성치매 뇌종양에 의한 치매 영양결핍에 의한 치매	갑상선 기능저하증 경막하출혈 정상압뇌수종 양성뇌종양 비타민B_{12}결핍	원인문제를 해결하면 치료가능한 경우도 있음

[출처; 노인건강요법 치매예방교육, 한국경력개발진흥원]

치매와 뇌의 신경세포손상

▌치매는 뇌신경정신계 질환

치매는 뇌의 신경세포가 대부분 손상되어 장애가 생기는 대표적인 신경정신계 질환이며, 노인들에게 가장 흔하게 나타난다.

뇌혈관 질환은 대부분의 종합병원 신경과 입원 환자 중 가장 많은 비율을 차지하고 있다.

일반적으로 외혈관 질환의 연간 발생비율은 지역에 따라 다소 편차는 있지만 인구 10만명당 보통 150명 내지 200명 정도로 추정 된다.

우리나라에서도 고혈압을 조금 더 잘 관리하고 심장질환의 발병빈도를 줄이는 등 뇌혈관 질환 발병에 관계되는 위험요소들은 잘 조절함으로써 뇌졸중 발병빈도가 점차 감소하고는 있으나 뇌졸중은 심장질환, 신체종양에 이어 세 번째로 빈번한 사망원이다.

혈관성 치매는 혈관이 반복적으로 막히거나 터지며 증상이 갑자기 발생한다. 신경학적인 증상은 마비, 감각장애, 발음장애, 걸음걸이 이상 등의 증상으로 나타나게 된다. 혈관성 치매가 잘 오는 사람은 고혈압, 당뇨병, 고지혈증, 심자엽, 흡연, 비만, 뇌혈관질환이 있는 경우이다.

치매는 진행성이며 균형 감각까지 쇠퇴하는 결과를 가져온다. 또한 더 악화되면 일상적인 일의 수행, 시간 및 공간을 판단하는 일, 언어와 의사소통 기술, 추상적 사고능력에 돌이킬 수 없는 감퇴가 일어나고 성격이 바뀌며 판단력에 손상을 입는다는 특징이 있다.

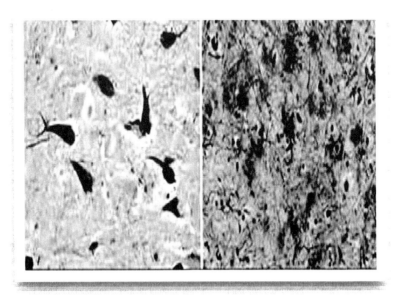

[정상인의 뇌(좌)와 치매를 가진 환자의 뇌(우)]

▌혈관성 치매환자의 뇌 변화

뇌세포에 산소를 공급하는 뇌혈관이 혈전 때문에 막히는 경우 뇌경색이나 뇌출혈이 생길 수 있다. 이때 뇌세포가 손상되면서 치매가 생길 수 있다. 이를 혈관성 치매라고 한다. 혈관성 치매는 두 가지 종류가 있다.

첫 번째가 다발성경색 치매다. 여러 번의 뇌졸중이 반복되면서 인지기능이 점점 악화되는 것이다. 두 번째가 피질하경색 치매다. 뇌졸중이 발생하지 않을 정도의 작은 뇌혈관장애가 반복돼 생기는 치매다. 뇌졸중으로 인한 치매보다 상대적으로 작은 혈관이 손상되어 발생 한다.

건강한 사람의 피에는 산소를 몸속의 각 조직으로 운반하고 공급하는 적혈구와 병균이 침입했을 때 맞서 싸우는 백혈구, 그리고 피가 났을 때 멈추게 하는 혈소판, 이 세 가지 혈구세포가 존재한다.

이중에서 백혈구는 그 수가 적으면 인체 면역력이 떨어져 병에 쉽게 걸리고 치유가 잘 되지 않는다. 반면 백혈구 수가 정상보다 많아도 문제가 된다. 비정상적인 백혈구 수가 증가해 실질적인 면역능력이 저하되는 백혈병에 걸리기 때문이다.

이처럼 생명현상의 핵심은 균형이다. 세포도 적당하게 생성되고 사멸해 균형을 이뤄야 인체가 정상적으로 기능할 수 있다.

우리가 일상적으로 수행하는 운동에서도 균형이 가장 중요하다. 운동이 부족해도 문제지만 운동이 지나쳐도 문제가 된다. 운동이 지나치면 수명이 단축된다. 운동을 많이 하게 되면 인체 내에서 활성산소가 많이 발생하게 되는데 이것이 인간의 수명을 단축시킨다. 운동선수들이 오래 살지 못하는 이유다.

죽지 않은 비정상적인 세포가 정상세포 기능 방해한다. 상당수의 질병이 세포사멸과 연관된다. 그런데 왜 세포가 정상적으로 죽지 않아서 문제가 되는 것일까.

능력이 다한 세포는 죽고 새로운 세포가 탄생해야 건강한 신체가 유지된다. 그런데 죽어야할 세포가 죽지 않고 비정상적으로 악착같이 생존하게 되면 새 세포 생성과 기존 세포의 기능에 방해를 받게 된다.

면역질환과 같이 죽지 않아야 할 면역세포가 죽는 경우도 문제가 크다. 정상적인 면역 기능을 수행해야할 면역세포가 비정상적으로 죽어서 그 수가 감소하면 인체의 면역기능 저하로 각종 질병에 노출돼 살기 어렵게 된다.

알츠하이머성 치매환자의 뇌에는 두 가지 증상이 생긴다. 우선, 베타아밀로이드라는 독성 단백질이 과도하게 생성돼 뇌에 쌓이면서 뇌세포에 나쁜 영향을 준다. 서서히 뇌세포에 신경반(노인반)이 생기기 시작하는데, 이 노인반이 쌓이면 뇌조직

76

이 붕괴되기 시작한다. 또 다른 증상은 타우단백질이 정상적인 뇌신경세포를 침범해 뇌신경섬유를 변화시키는 것이다.

변화된 신경세포 안에서는 서서히 신경세포가 망가져 신경섬유다발을 만든다. 베타 아밀로이드와 타우 단백질이 왜 과도하게 생기는지에 대해 아직 명확하게 밝혀진 기전(작용 원리)은 없다. 알츠하이머성 치매환자의 유전적 요인이 40~50%에 달한다고 보고되고 있다.

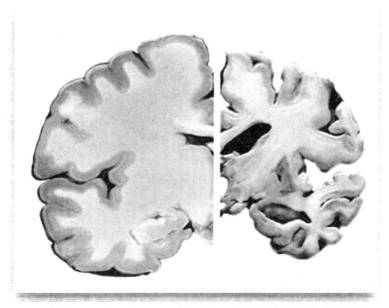

[정상뇌(좌)와 알츠하이머 환자의 뇌(우)]

▎뇌 손상 부위 따라 달라지는 치매 증상

치매의 대표적인 증상은 기억력 퇴화다. 이는 기억에 관여하는 신경세포가 손상됐기 때문에 나타나는 증상이다. 하지만 기억력 퇴화만이 치매를 판가름하는 기준은 아니다. 뇌의 어떤 부위가 손상됐느냐에 따라 그 증상 또한 다양하게 나타날 수 있다.

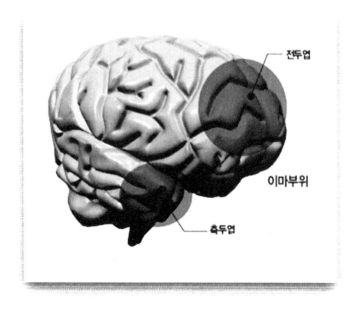

1. 전두엽과 측두엽 손상

행동변이형 전두측두엽 치매가 생길 수 있다. 충동을 억제하는 역할을 하는 전두엽이 손상됐기 때문에 기본적인 사회 예의범절, 상식 등이 없어지고 성격이 이상해진다. 또 전두엽의 계획하고 판단하는 기능에 손상을 입어 융통성과 사고의 유연성, 판단력 등에 이상이 생긴다.

〈대표적인 증상〉

.갑자기 감정조절이 되지 않는다.

.화를 잘 내고 한 가지 행동에 집착한다.

.판단장애가 생기고 예의가 없어진다.

.물건을 과도하게 사들인다.

.사고가 단순화된다.

.욕설을 하거나 언어장애가 생긴다.

2. 측두엽 손상

다른 사람의 얼굴을 잘 알아보지 못하거나 말을 하는데 문제가 생긴다면 의미 치매일 수 있다. 의미 치매는 '측두형전두측두엽 치매' 라고도 부르는데, 퇴행성 치매의 일종이다.

측두엽이 손상돼 나타나는 질환으로, 어떤 부위가 손상됐느냐에 따라 증상이 다르게 나타난다.

일반 사람의 경우 어떤 단어가 생각나지 않았을 때 해당 단어를 이야기해주면 바로 그 단어의 의미를 떠올리지만, 의미 치매에 걸린 환자는 해당 단어 자체를 들어도 이해를 못 하게 된다. 하지만 이미 치매가 상당히 진행된 상태이라면 얼굴인식불능증과 언어장애가 모두 나타나게 된다.

① 오른쪽 측두엽 손상

얼굴을 알아보는 기능을 담당하는 오른쪽 측두엽이 손상됐다면 사람을 보고 성별이나 연령대는 구별하지만 누구인지 알아보지 못한다.

② 왼쪽 측두엽 손상

왼쪽 측두엽은 단어의 의미를 파악하는 등 언어와 관련된 역할을 한다. 따라서 왼쪽 측두엽이 손상되면 단어를 잘 말하지 못하거나 단어의 정확한 의미를 잘 알지 못하게 된다.

▌신경세포의 사멸과 치료가능성

노인성 치매나 간질, 파킨슨씨병과 같은 뇌질환은 뇌세포가 비정상적으로 죽어 뇌기능을 제대로 수행하지 못하기 때문에 발생한다.

세포사멸연구를 통해 뇌세포가 왜 비정상적으로 죽게 되는지 그 원인과 작용 기작을 알아낸다면 뇌세포를 죽지 않도록 할 수 있어 뇌질환 질병 치료가 가능해진다.

세포노화도 세포가 죽는 현상으로 세포사멸과 혼동될 수 있다.

그러나 세포사멸은 단기간에 일어나는 세포의 죽음으로 장기간에 걸쳐 죽게 되는 세포노화와는 차이가 있다. 즉 세포사멸은 짧은 기간 내에 세포가 죽게 되는 경우로 한정한다.

세포는 다음의 2가지 요인으로 죽게 된다. 외부환경과 자극으로 세포가 죽게 되는 스트레스 사멸과 세포 자체 내에서 생화학적인 변화에 의해 죽게 되는 생리작용 사멸이다.

세포사멸에서 단백질이 주요 연구대상이 뇌의 단백질과 유전자와의 관계에서 비롯한다. 단백질은 유전자가 갖고 있는 정보에 의해 만들어진다. 이 단백질들은 세포 내에서 일어나는 세포증식, 세포사멸 등 대부분의 현상에 직접 관여한다.

세포사멸 과정을 파악한다는 것은 이 현상에 관여하는 여러 단백질이 어떤 활성을 갖고 다른 단백질들과 어떻게 상호작용을 해 세포를 죽일 수 있는지를 밝히는 것이다[8].

세포사멸에 관여하는 유전자에 대한 이해가 높아지면 질병과의 관련성을 추론할 수 있어 치료법을 찾을 수 있을 것으로 기대하고 있다. 이러한 연구를 바탕으로 해당 유전자가 어떤 질환과 관련이 될 수 있는지 간접적으로 추정이 가능해지므로 뇌질환의 치료 가능성이 크게 높아진다.

---

8) 세포사멸연구단의 최교수는 1998년에 세포사멸을 조절하는 새로운 유전인자 CIIA, JBP, TFAF1 등 3개를 세계 최초로 발견했다.

▌치매의 구체적 증상

치매의 구체적인 증상은 다음의 표와 같이 최근 일에 대한 기억부터 소멸되는 기억장애부터 시작하여 주의력장애, 언어장애 등으로 차츰 나타나는 것이 일반적이다.

치매의 구체적 증상	
기억장애	최근의 일에 대한 기억부터 소멸된다. 지남력은 시간, 장소, 인물순으로 기억이 점차 감소한다.
주의력장애	예를 들어 100에서 7을 빼지 못하며, 요일 이름을 연속적으로 말하지 못한다.
언어장애	초기 발음이 분명하지 못하고 정확한 단어를 찾지 못해 실어증에 걸리는 수도 있다. 착어증 증세로서 다른 단어나 발음이 유사한 단어 비슷한 단어를 말하기도 한다. 치매 중기에는 엉뚱한 대답을 하지만, 말기가 되면 말을 하지 않거나 마지막 단어나 구절을 반복한다.

[출처: 노인건간요법 치매예방교육, 한국경력개발진흥원]

알츠하이머형 치매를 앓고 있는 환자의 발병부터 사망하기까지
의 유병기간은 평균 약 10년(2~20년)이라고 알려져 있다. 초기
단계에는 건망증과 구별이 어려울 정도의 경미한 기억장애만을
보이지만, 점차 진행하면서 의미 있는 대화가 불가능해지며 여
러 가지 신체적인 증상이 나타나는 말기 단계에 이르기까지 매
우 다양하면서도 심각한 증상들이 나타난다.

흔히 알츠하이머형 치매의 경과를 초기, 중기, 말기 3단계 나누
는데, 각 단계별 증상을 보면 모든 알츠하이머형 치매 환자들이
아래와 같은 전형적인 경과를 순차적으로 보이는 것은 아니다.

1. 초기 단계 (경도 치매 ; 발병 후 1~3년)

초기 치매의 특징은 '최근 기억의 감퇴'가 시작되는 것이다.
사회생활이나 직업능력이 다소 상실되더라도 어느 정도 독립
적인 생활을 영위할 수 있고, 개인위생을 유지하며, 사회적
인 판단력은 통상적으로 유지된다. 하지만 점차 진행되면서
직업적 기능의 유지, 운전하기, 물건사기, 음식장만하기 등
일상생활을 하는 데 어려움을 보이기 시작하여 주변의 도움
을 필요하게 된다.

손상되는 인지기능을 살펴보면 다음과 같다.

기억장애 -최근 기억의 경미한 감퇴로 인해 새로운 지식의

습득을 어려워한다. 오랜 시간이 지난 기억은 잘 하지만 최근에 한 약속을 잊는다든지, 늘 사용하던 물건을 어디에 놓았는지 자주 잊어버린다고 호소한다.

언어장애 -이야기 도중 단어나 물건의 이름을 대는 데 어려워하며 경미한 표현 장애가 있다.

지남력장애-시간개념의 혼돈이 서서히 시작되어 중요한 날이 되었는데 잘 모른다든지, 오늘이 며칠인지 혼돈스러워 한다. 그리고 점차 진행되면서 장소개념의 혼돈으로 인해 잘 알지 못하는 장소를 찾아갈 때 길을 잃어버릴 수가 있다.

집중력장애 -집중력이 저하되어 예전에 잘 하던 계산에서 실수를 하게 되고, 복잡한 상황의 이해, 문제의 해결 및 결정을 내리는 데 어려움을 보인다.

정신 및 행동 증상 -자발성이 줄어들어 다소 무덤덤해지고, 무기력해지거나 우울증이 나타난다. 또 짜증이 늘어나고 고집스러워지는 경향이 보인다.

2. 중기 단계 (중증도 치매; 발병 후 2~10년)

초기단계에서 보였던 기억력 감퇴, 언어능력 등의 증상은 더욱 악화되며, 대체적으로 사회적 판단에 장애를 겪는다. 점차 진행되면서, 씻기, 옷 입기 등 일상생활에 필요한 동작에도 어려움을 보여 일상생활 유지에 주변사람들이 도와주어야 된다. 손상되는 인지기능은 대체로 다음과 같다.

기억장애 -초기에 보였던 기억장애가 더욱 악화되어, 오래된 기억까지 망각된다. 식사를 했는지 안 했는지 기억을 못해 식사를 하고는 반복해서 할 수도 있다. 점차 진행되어, 자신의 생활에서 중요한 내용들, 예를 들면 주소나 전화번호, 손자의 이름, 자신이 다닌 학교의 이름을 기억하는 데 어려움이 있다.

언어장애 -말로 표현하는 것을 어려워하고, 물건의 이름을 잘 모르며, 말들 듣고도 잘 이해하지 못하게 되어 상대방과 대화를 하는 데 어려움이 있고 점차 말이 없어진다.

지남력장애 -시간개념이 더욱 흐려져, 낮과 밤을 구분하지 못하고, 계절감각도 없다. 집 근처에서도 길을 잃고 헤매다가 경찰에 의해 보호를 받기도 하고 가까운 가족의 얼굴은 알지만 친지의 얼굴을 알지 못한다.

지각기능의 장애 -물건을 보고 그 물건이 무엇인지 인지하지 못할 수 있다.

정신 및 행동 증상 -무덤덤해지거나 예민해지고, 안절부절 못해 할 수 있다. 목적 없이 길거리를 배회하기도 한다. 환각, 망상 등의 정신증상을 보여, 헛것을 본다던지, 이웃 주민이 자신의 물건을 훔쳐간다며 욕을 하고 난폭한 행동을 하기도 한다. 그리고 불면증에 시달리고, 야간 착란 증상을 보일 수 있다.

읽기, 쓰기, 숫자 계산에 어려움을 보이며 계절이나 상황에 적합한 옷을 선택하는 데 어려움을 보이기도 하며, 혼자 옷을 입고 벗기 어려워하고, 가끔 반대 측 신발을 신으려 하거나, 신발끈매기 등, 단순한 동작도 할 수 없다.

3. 말기 단계 (고도 치매; 발병 후 8~12년)

모든 지적능력이 심하게 손상되고, 일상생활의 능력이 심하게 감퇴되어 대소변을 가리지 못하며 스스로 식사를 할 수 없다. 또한 팔 다리 등 신체에 장애가 없는데도 걷지 못하게 되어 뇌가 더 이상 신체에게 무엇을 지시할 수 없는 것처럼 보인다. 이 시기에 환자는 기본적인 일상생활을 유지하기 위해 거의 전적으로 주변의 도움에 의존한다. 손상되는 인지기능은 아래와 같다.

기억장애 -점점 악화되어 최근 일어났던 일이나 사건 대부분을 기억하지 못하며, 종종 배우자와 같이 아주 중요한 사람의 이름도 잊어버린다.

언어장애 -뜻을 알지 못하는 단편적인 말들을 중얼거리고, 알 수 없는 소리만을 내게 되어, 결국 아무 말도 할 수 없게 된다.

지남력 장애 -환자는 자신의 주변과 연도, 계절을 알지 못하게 되며, 점차 밤낮도 구별할 수 없다. 장소 개념도 더욱 흐려져 집안에서 화장실이나 자신의 방을 찾지 못한다. 그리고 가족이나 가까운 친지를 알아보지 못하게 되며, 거울에 비친 자신의 얼굴을 못 알아보기도 한다.

정신 및 행동 증상 -주위에 발생하는 일에 대해 반응이나 관심을 보이지 않고 자발성이 상실된다. 또한 심한 정신병적 증상을 보이기도 하며, 단순한 같은 행동을 반복하는 행동을 보인다.

신체증상 -대소변을 못 가리고, 잘 걷지 못하고, 경직 등이 출현하기 시작하여 결국에는 누워서만 지내는 상태가 된다.

▌치매의 증상별 단계

치매의 증상은 단계별로 6단계로 구분할 경우 다음의 표와 같이 나타나는 것이 일반적이다.

치매의 6단계	
1단계	물건이 어디에 두었는지 모른다. 물건이나 친구이름을 잊어버림(지퍼를 안올림)
2단계	방금 소개받은 사람 이름을 잊어버림- 가족들이 환자 기억력 감퇴를 눈치 챔(지퍼 열림)
3단계	과거기억 사라짐. 돈 관리 어려움 –혼자 여행불가, 새로운 일 삼가(거시기를 방치)
4단계	남의 도움 필요, 손자 이름도 잊음- 사건과 장소에 대한 인지력 상실(수면 중 방뇨)
5단계	배우자의 이름도 잊음, 최근 이억은 거의 상실- 년도와 계절 모름, 본인의 이름을 모름(대소변 실수)
6단계	언어적 능력상실, 화병상태(대소변 못 가림)-혼자 못 있음, 보행불능, 식사 및 거동 불능

[출처; 노인건간요법 치매예방교육, 한국경력개발진흥원]

첫째, 인지기능이 변화로 인한 기억력의 상실로 장, 단기 기억
의 결핍, 사실의 잊어버림, 혼돈, 배회, 자신이 있는 장소를 다
른 곳으로 착각하거나 사람에 대한 인식 능력도 떨어지는 지
남력 상실 등이 나타난다.

그리고 집중력의 결핍으로 정보의 습득 능력과 판단력의 저하,
실인증, 언어의 반복, 실어증 등의 언어장애 등이 나타나며 복
잡한 일을 수행하거나 글쓰기에 대한 능력이 상실되고 사고의
이상으로 망상, 환상, 자살 등의 소동을 일으키기도 한다.

둘째, 정서변화로 불안해하고 부정, 근심, 분노, 신경질적, 부
적절한 감정표현, 갑작스런 감정변화 등이 나타나며, 우울해져
서 슬퍼하거나 실망하며 죄책감을 느끼고 자신감을 상실하며
자살 충동을 일으키기도 한다. 조증(躁症)상태에서는 광적인
행동, 파괴적인 행동, 원만치 않은 인간관계 등을 보이기도 한
다.

셋째, 행동의 변화가 성격의 변화를 유발하여 완고함, 감정폭
발, 폭언, 초조, 흥분, 억지, 꼬집고 쑤시고 때리는 등의 폭력
적인 행동, 서성임, 퇴행증, 물건 감추기 등을 보이며 수면장
애로 실금이나 성기노출 증상도 보이며 신경장애로는 도보장
애, 경련, 원시적인 반사작용, 근수축 등을 나타난다.

넷째, 지각의 변화로 장소와 사람을 못 알아보고 거울사상을

잘못 인식하여 망상, 환상, 착각 등을 일으킨다. 또한, 사회나 사람들과의 인간관계가 위축되고 불가능하게 되며 일상생활의 기능장애로 신체적인 면, 기능적인 면, 자가 간호면 등에서 결핍되거나 아예 불능 상태에 이르기도 한다.

기억력의 장애는 모든 치매에서 공통적으로 나타날 수 있는 증상으로서 초기에 새로운 정보를 습득하는 능력을 잃게 된다. 이로 인해 환자는 최근의 사건이 주제가 되는 화제에 참여할 수 없어 스스로 화제를 회피하게 되거나 흥미를 잃은 것처럼 보이게 된다. 이러한 변화 때문에 직장에서 조기에 퇴직을 하거나 단순한 일을 하는 직책으로 바꾸기도 한다.

언어의 장애는 치매의 초기에서부터 나타나는데 처음에는 그 변화를 매우 포착하기 어렵다. 사물의 명칭이나 올바른 단어를 찾는 것이 이주 어려운 증상이 특징적으로 나타난다.

다섯째, 수면시간과 낮잠이 늘었다.

최근 들어 낮잠이 크게 늘었거나 수면 시간 자체가 크게 늘었다면 치매의 초기 증상일 수도 있다는 연구결과가 나왔다. 프랑스 국립보건의학연구소(INSERM) 클라우디네 베르 박사는 65세 이상의 노인 5,000명을 대상으로 실험한 결과, 과도한 낮잠은 인지 능력이 떨어지는 전조증상일 수도 있다고 했다.

실험자 중 꾸준히 오랜 시간 낮잠을 잔 사람 중 20%가 정신적 능력 테스트에서 낮은 점수를 기록했다고 설명했다. 낮잠을 자는 것은 노인들은 대개 낮잠을 자지만 그 낮잠 시간이 너무 길 땐 치매의 전조인지 의심해 볼 필요가 있다는 것이다.

영국 알츠하이머 연구소의 마리 잰슨 박사는 "수면 지속시간 및 수면 장애와 심혈관 건강 및 당뇨병 간의 관계에 대한 기존 연구결과를 볼 때 수면과 정신 능력 간의 상관관계는 놀라운 것은 아니며, 수면조절이 인지능력 저하를 예방하는 전략이 될 수 있을 것"이라고 말했다[9].

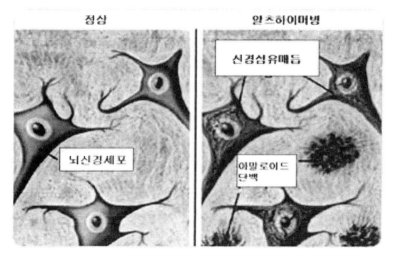

정상인과 알츠하이머병 환자의 뇌 신경세포

9) 이 연구결과들은 2012년 7월 캐나다 밴쿠버에서 열린 알츠하이머 협회 국제 회의에서 발표됐다.

▌치매환자의 병적행동

환자가 익숙한 거리에서 길을 잃거나 심하게는 집안에서 방이나 화장실 등을 찾아가지 못하는 증상도 나타난다. 감각 및 운동기관 등이 온전함에도 불구하고 어떤 목적 있는 행동을 실행하지 못하는 증상도 동반되며, 치매가 진행됨에 따라 식사를 하거나 옷을 입는 단순한 일에서조차 장애가 나타나게 된다.

치매노인이 판단력 장애의 증상을 보이게 되면 환자는 돈 관리를 제대로 못하게 되며 때로는 불필요한 물건을 사기도 한다. 그러므로 치매가 진행됨에 따라 재산관리권의 법적인 양도절차가 필요하게 된다.

치매노인에서 보이는 병적 행동들은 망상이나 환각 때문에 나타나는 행동의 장애로부터 의심증, 남의 물건을 훔치거나 숨기는 일 등의 심각한 충동적 행동들이 나타난다. 그래서 환자의 수면장애가 심하거나 행동장애가 동반되면 신체적 상해를 입을 수 있는 사고의 위험성이 높아진다.

치매 판정을 받게 된 실례로 평소 가족들과 대화를 좋아하는 직장인 A씨는 최근 어머니와 이야기하기가 어려워졌다. 어머니가 완벽하지 않은 문장을 구사하거나 동문서답하는 경우가 잦고, 때로는 대답을 피하기도 해 이야기를 오래 지속하기가 쉽지 않있다. 근래에는 간혹 나타나던 건망증 증세도 많이 심해져 병원으로 모셨다가 치매라는 뜻밖의 진단을 받았다.

보통 치매환자들은 언어장애를 동반하게 된다. '식탁'을 '식당'으로, '기름'을 '구름'으로 말하는 등 비슷한 발음의 다른 단어로 말하거나, 다른 사람이 알아들을 수 없는 단어구사, 동문서답, 대화회피 등의 특징을 보인다.

국내 K병원의 한 정신과 교수는 "언어장애 증상을 보이는 치매환자들은 특정 단어를 같은 뜻을 가진 다른 단어로 말하거나 하나의 완성된 문장을 말하기보단 단어를 나열하며 말하는 특징이 있다"라고 하였다.

특히, 기억력이 심하게 떨어지고, 냄비를 태우고, 엉뚱한 말을 하는 등 '누가 봐도 노망기가 있어야 치매'라는 생각은 오산이다. 뚜렷한 증상이 나타나기 훨씬 전에 이미 뇌의 변화가 시작되기 때문에 아주 사소한 인지기능의 저하나 가벼운 건망증만 나타나는 경우라도 "최경도 치매"로 진단되는 경우가 있다.

따라서 치매가 의심되면 병원에 가서 진단을 받는 게 우선이다. MRI와 같은 뇌영상촬영과 기억력이 얼마나 나빠졌는지 알아보는 인지기능 평가 검사를 통해 진단할 수 있다.

우리나라도 치매국가책임제를 표방하고 지원 대책이 세워지고 있다. 국민건강보험공단에서 지원하는 건강검진대상자 중 만66세, 70세, 74세 국민은 검진을 통해 치매선별검사를 받을 수 있으니 이를 이용하는 것도 좋다. 우리나라 국민 100명중 1명, 65세 이상 노인의 10명중 1명이 치매이며 25가구 중 1가구가 치매가족이다.

일반적으로 가족력이 없으니 치매가 올 걱정이 없다고 생각하거나 치매로 진단을 받으면 나을 방법이 없다고 여겨 진료를 미루는 것은 위험한 생각이다. 원인을 치료하면 없어지는 치매도 있으며 가역적 치매는 전체의 약 10~15%에 달한다.

그리고 "아직 치매를 완치시키는 방법이 발견되지는 않았지만 초기에 치료를 시작할수록 효과가 크고, 치매의 진행을 늦추는데 효과적인 약은 많이 나와 있기 때문에 조기발견 · 관리로 충분히 효과를 볼 수 있기 때문이다.

알츠하이머병의 이상심리 및 문제행동

정서장애	불안, 우울, 무감정, 감정불안정, 병적감정, 공포
망상	도둑망상, 배우자의심, 편집증, 과대망상, 기타 망상
환각	환시, 환청
문제행동	상동성 행동, 수면장애, 식습관, 공격성, 반복적행동

[출처: 노인건강요법 치매예방교육, 한국경력개발진흥원]

치매의 진단 및 감별

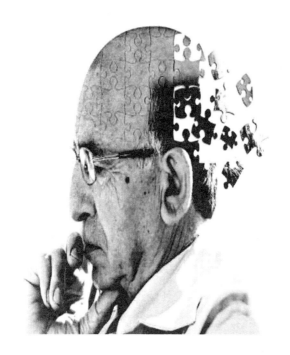

『경도인지장애단계에서 베타아밀로이드단백질 생물표지자가
양성이라면 인지장애의 원인이 알츠하이머병임을 알 수 있고,
신경퇴행생물표지자까지 양성이라면 빠른 시간에 치매로 진행
할 수 있다.』

치매의 진단 및 감별

▌치매의 자가진단

현재 병원에서 시행하는 치매 진단에는 혈액검사, 인지기능검사, 뇌영상의학검사(MRI) 등이 이용되고 있다. 일반적으로 치매를 진단하기 위해 가장 널리 사용되는 미국 국내의 정신과학회의 DSM-IV[10) 치매 진단 기준은 다음과 같다.

치매는 여러 가지 인지 결핍이 발생하는데, 다음 중 A1을 포함한 두 가지로 나타난다.

1. 기억장애(새로운 정보를 학습할 능력 장애, 과거 학습한 정보를 회상하는 능력의 장애)

2. 다음의 인지장애 중 하나(또는 그 이상)가 존재한다.
   실어증(언어장애)
   실행증(운동기능이 정상인데도 운동 활동 수행 능력의 손상)
   실인증(감각기능이 정상인데도 대상을 인지하지 못하고 잘 아는 사람을 알아보지 못한다.)
   실행기능(예: 기획, 구성, 배열, 요약) 등 위의 장애가 사

---

10) DSM-IV (diagnostic and statistical manual of mental disorder, 4th edition)

회적 및 직업적 기능의 심각한 장해를 초래하고 병전의 기능 수준보다 상당히 감퇴되어 있을 경우와 기타 장애가 섬망의 경과 중에는 나타난 것이 아닌 경우이다.

치매의 구체적 증상	
언어장애	초기 발음이 분명하지 못하고, 정확한 단어를 찾지 못해 실어증에 걸릴 수 있다. 착어증 증세로서 다른 단어나 발음 유사한 단어, 비슷한 단어를 말하기도 한다. 치매 중기에는 엉뚱한 대답을 하지만, 말기가 되면 말을 하지 않거나 마지막 단어나 구절을 반복한다.
실행증 실인증	어떤 행동을 제대로 수행할 수 없어 담뱃갑에서 담배를 꺼나 불을 붙이거나 커피 끓이는 것과 같은 연속동작을 못한다. 평소 잘 아는 사람의 얼굴을 못 알아보거나 물건의 용도를 알지 못한다.
피해망상 도둑망상 감정의 심한 변화	도벽 등 범죄적인 행동을 한다. 치매는 사회적 룰을 인식하고 지키게 하는 두뇌영역을 훼손한다. 거짓말에도 무덤덤하다. 상대의 거짓말 등 비신사적 행동에도 적절히 대응하지 못한다. 감정의 심한 변화가 있고 피해망상, 도둑망상 등이 나타난다.

[출처; 노인건강요법 치매예방교육, 한국경력개발진흥원]

▌치매의 진단

1) 주관적기억장애(SMI)[11]

기억력 저하를 호소하여 자세한 신경심리검사를 시행했는데 객관적 인지장애의 증거가 없으면 주관적 기억장애로 진단할 수 있다. 그러나 주관적 기억장애로 진단 후 수년 뒤 인지기능이 더 악화되는 경우가 있어 추적조사를 하는 것이 좋다.

치매 자가진단 ※한국형 치매 선별 질문지(KDSQ). 합계 6점 이상이면 보호자와 함께 치매 정밀 검사 받아봐야 함.

질문	아니다 (0점)	가끔 (1점)	자주 (2점)
1. 오늘이 몇 월이고, 무슨 요일인지 잘 모른다			
2. 자기가 놔둔 물건을 찾지 못한다			
3. 같은 질문을 반복해서 한다			
4. 약속을 하고서 잊어버린다			
5. 물건을 가지러 갔다가 잊어버리고 그냥 온다			
6. 물건이나 사람의 이름을 대기가 힘들어 머뭇거린다			
7. 대화 중 내용이 이해가 되지 않아 반복해서 물어본다			
8. 길을 잃거나 헤맨 적이 있다			
9. 예전에 비해서 계산 능력이 떨어졌다(예: 거스름돈 계산을 못한다)			
10. 예전에 비해 성격이 변했다			
11. 이전에 잘 다루던 기구의 사용이 서툴러졌다(세탁기·경운기 등)			
12. 예전에 비해 방이나 집 안의 정리 정돈을 하지 못한다			
13. 상황에 맞게 스스로 옷을 선택하여 입지 못한다			
14. 혼자 대중교통 수단을 이용하여 목적지에 가기 힘들다			
15. 내복이나 옷이 더러워져도 갈아입지 않으려고 한다			

---

11) SMI ; Subjective Memory Impairment

2) 경도인지장애(MCI)[12]

환자나 보호자가 과거에 비하여 인지기능이 저하됨을 호소하고, 객관적 인지기능검사에서 어느 한 가지 이상의 인지영역에서 나이와 학력에 비하여 저하됨이 확인되고, 전반적인 인지기능은 유지되어 있으면서[13], 일상생활 기능에 유의한 장애가 관찰되지 않고, 치매가 아닌 상태이면 경도인지장애라고 진단한다.

경도인지장애는 ①기억성 ②기억성-다영역 ③비기억성 ④비기억성-다영역의 네 가지 유형으로 구분한다.

기억성경도인지장애는 1년에 15% 정도에서 알츠하이머병으로 진행하는 고위험군이다. ApoE ε 4를 가지고 있거나, 고령, 알츠하이머병의 생물표지자가 양성인 경우는 알츠하이머병으로 진행할 위험성이 크다.

3) 알츠하이머병

최근 수년간 알츠하이머병의 생물표지자에 대한 연구는 대단히 괄목할만한 발전을 이루었다. 이제는 알츠하이머병에 의한 치매와 알츠하이머병에 의한 경도인지장애(MCI due to AD)

---

12) MCI ; Mild Cognitive Impairment
13) (MMSE 점수가 정상 범위이거나, CDR 0.5임)

라는 새로운 용어가 제시되기도 하였다. 알츠하이머병의 생물
표지자는 뇌에 베타 아밀로이드단백질이 침착되어 있다는 것
을 확인해주는 생물표지자와 신경퇴행 및 손상을 확인해주는
생물표지자로 구분된다.

척수액에서 베타아밀로이드단백질이 감소하고, 11C-PIB라는
베타아밀로이드 친화성을 지닌 방사선 표지자를 이용하는 PIB
-PET가 알츠하이머병의 베타아밀로이드단백질 생물표지자로
활용되고 있다.

베타아밀로이드단백질 생물표지자에 양성인 경우는 알츠하이
머병의 병리적 현상이 존재한다는 것을 매우 강력하게 시사한
다. 알츠하이머병의 신경퇴행생물표지자는 첫째, 총 타우 및
인산화된 타우 단백질이 척수액에서 증가하고, 둘째, 뇌 MRI
상에서 해마와 entorhinal cortex를 포함하는 내측 측두엽, 등
의 위축(Figure 1), 셋째, 측두-두정엽과 후띠 피질 부위에 F
DG-PET상의 포도당 대사가 감소하는 것이다.

경도인지장애단계에서 베타아밀로이드단백질 생물표지자가 양
성이라면 인지장애의 원인이 알츠하이머병임을 알 수 있고,
신경퇴행생물표지자까지 양성이라면 빠른 시간에 치매로 진행

할 수 있음을 알 수 있는 것이다.

알츠하이머병의 진단을 위해서는 첫째는 치매 상태이어야 하며 둘째로 서서히 발병하여 지속적으로 악화되는 인지기능장애가 관찰되어야 한다.

보통은 기억장애가 가장 특징적이나 드물게 언어장애나 방향감각장애가 첫 증상인 경우도 있다.

그리고 구체적으로 생물표지자를 조사하여 알츠하이머병의 진단을 확실히 할 수 있다.

베타아밀로이드 단백질 생물표지자와 신경퇴행생물표지자가 모두 양성이면 알츠하이머병치매를 시사한다. 그리고 이들 둘 중에서 한 가지만 양성을 확인한 경우에는 알츠하이머병의 병리를 중정도로 시사하는 것이다.

알츠하이머 치매	
알츠하이머병 의 문제 행동	강한 고집, 간호거부, 타인 의심, 심한 욕설 망상이나 환각에 대한 반응 남의 집을 뒤지거나 물건을 훔침 아무 곳에서나 소변보기 비정상적인 분노 약물과용, 신체구속의 원인 입원의 가장 큰 이유이자 입원 거부의 가장 큰 이유이다.
알츠하이머병 의 임상단계	알츠하이머병의 초기 또는 경증 기억력 감퇴(recent long-term momory) 집중력과 위치에 대한 감각이 점차 저하 어휘력은 떨어지나 언어장애는 없음 경미한 인격장애는 있으나 운동능력은 정상 물건 위치를 몰라 집안일이 어렵고 낯선 곳에서 길을 잃음 예전에 하던 세밀한 일을 하기 어려움 물건이나 사람의 이름을 대기 힘들다. 남들이 하는 말이나 방송내용을 이해하기 어렵다. 예전에 잘 다니던 길에서 길을 잃는다. 물건값을 계산하거나 거스름돈 계산이 어렵다. 음식을 해도 예전 맛이 안 나온다.

[출처; 노인건강요법 치매예방교육, 한국경력개발진흥원]

4) 혈관성치매

혈관성치매는 뇌허혈, 뇌경색, 또는 뇌출혈에 의하여 발생한 치매이다.

혈관성치매의 위험인자는 고령, 남자, 뇌졸중, 고혈압, 고지혈증, 당뇨병, 심방세동, 심부전, 관상동맥질환, 경동맥 잡음, 흡연, 과음, 고호모시스테인혈증, 고피브리노겐혈증, 기립성 저혈압, 비백인, 저학력, 머리를 안 쓰는 직업 등이다.

특히 급성 뇌졸중 시에 경련, 폐렴, 심장부정맥 등으로 저산소성 뇌손상을 받은 경우에도 혈관성치매의 위험성을 높인다.

혈관성치매는 다음의 세 가지가 충족될 때 진단할 수 있다.

첫째로 치매 상태이면서, 둘째로는 신경학적검사나 병력에서 그리고 뇌촬영검사에서 뇌혈관질환을 확인해야한다[14].

셋째, 뇌졸중 발생 3개월 이내에 발병한 치매이거나, 갑자기 발생한 치매이거나, 인지 기능에 변동이 있거나 계단식으로 악화되는 양상을 보이면 혈관성치매의 가능성이 높다.

단, 피질하혈관성치매에서는 보호자들이 인지장애가 언제 발생했는지 알 수 없게 서서히 진행한다고 하는 경우도 많다.

---

[14] 신경학적검사에서 반신위약, 안면마비, 바빈스키 징후, 구음장애, 등의 국소적 신경 손상의 징후가 관찰되거나 이들의 기왕력이 있고, 뇌 CT나 MRI상에서 허혈성 또는 출혈성 뇌졸중의 병변이 관찰되어야 한다.

▌인지기능평가

치매에서 관찰되는 다발성인지기능저하를 기억력과 다른 한 가지 이상의 인지영역의 기능저하로 평가한다. 따라서 치매의 진단을 위해서는 기억력, 언어, 시공간능력, 전두엽 집행기능 등의 여러 인지 영역을 평가하여야 한다.

1. 문진에 의한 인지기능 평가

치매의 가장 흔한 원인질환인 알츠하이머병은 서서히 진행하는 기억장애로 시작한다. 따라서 기억장애에 대한 문진은 매우 중요하다.

먼저 기억장애가 언제 생겼는지를 물어본다. 조금이라도 기억력이 떨어졌다고 느끼기 시작한 시점을 묻는다. 그리고 기억장애가 서서히 생겼는지, 갑자기 발생하였는지를 물어본다.

전자의 경우는 퇴행성질환의 가능성이 크고 후자의 경우는 혈관성치매 등을 의심 할 수 있다.

그리고 기억장애의 발생 이후의 경과를 물어본다. 서서히 지속적으로 진행하였다면 알츠하이머병과 같은 퇴행성치매를 의심해 볼 수 있다.

기억장애가 발생 후 어느 정도의 시간이 경과 후에 조금 좋아졌다든지, 좋아졌다가 다시 나빠졌다든지 하면 혈관성치매를 고려할 수 있다.

기억장애의 내용을 물어보아서 환자와 보호자로부터 실제 생활에서 어떤 기억장애가 있었는지를 질문한다.

2. 현재의 기억장애의 정도.

기억장애 정도를 파악하는 데는 네 단계로 나누어 볼 수 있다. 1단계는 건망증의 수준으로 잊었던 것을 힌트를 주면 대개 기억해낸다.

2단계는 초기 치매 환자들에서 보이는 정도로, 여행이나 병원에 갔다든지 하는 최근 몇 주 동안의 중요한 사건도 잊는다. 힌트를 주어도 일부분만 기억을 한다. 중요한 물건을 어디에 두고 찾는 일이 많아진다.

3단계는 중기 치매 환자들에서 보이는 정도로, 오전에 있었던 일을 오후에 대부분 기억하지 못한다. 보호자들은 돌아서면 잊는다고 표현한다. 그러나 오래된 기억은 비교적 유지된다.

4단계는 말기 치매 환자들에서 보이는 기억장애로 수분전의 일도 기억할 수 없고 오래된 기억도 거의 없어지는 단계이다.

환자가 자신의 기억장애에 대하여 병에 대한 인식이 있는지 확인하는 것이 필요한데, 불안신경증 환자들은 실제 자신의 기억장애보다 과도히 걱정을 하는 경우가 많다.

수주 전, 지난 주말이나 수일 전에 있었던 일, 당일 아침의 식단이나 병원에 온 교통편 등을 기억하는지를 간간히 환자에게 직접 물어서 확인하는 것이 좋다.

▌언어장애 및 시공간, 계산 능력저하

1. 언어장애

치매에서 관찰되는 흔한 언어장애는 물건 이름이 잘 생각

나지 않아 '그거, 저거' 한다든지, 고 싶은 표현이 금방 나

오지 않는 것이다. 알츠하이머병이 진행하면 상대방의 말

을 알아듣는데도 장애가 오고 말 수가 점차 감소하게 된다.

그밖에 읽기, 쓰기 장애가 온다.

2. 시공간능력의 저하

시공간능력이 저하되면 방향감각이 떨어진다. 처음에는 낯

선 곳에서 길을 잃거나 몇 번 가본 곳을 운전해서 가는데

헤매어 시간이 많이 걸린다. 그러나 조금 더 진행하면 늘

다니던 동네에서도 길을 잃고, 더 심해지면 집에서 화장실

을 찾는 것도 어렵게 된다.

3. 전두엽 기능의 저하

전두엽 집행기능은 목표에 도달하기 위한 행동에 필요한

기능으로, 행동을 통제하고 조절하는 인지기능이다. 여기에

는 목표를 위해 계획을 세우고, 행동을 시작하는 것, 필요

시 행동을 멈추는 것, 행동을 감시하면서 장애물을 만나거
나 규칙이나 상황이 바뀌면 행동을 바꾸는 것, 불필요한 동
작을 억제하는 것 등의 기능이 포함된다.

문진을 통해서 집행기능이 저하된 것을 알아내는 것은 쉽
지 않다. 융통성이 감소한다든지 등의 성격이나 행동의 변
화로 나타난다.

전두엽 기능 이상으로 보호자들이 가장 직접적으로 느끼는
증상은, 별 것 아닌 일에 과거와 달리 화를 많이 낸다든지,
매사에 관심이 없어지고 게을러졌다든지, 감정이 둔해지거
나 우울해 한다든지 하는 등의 성격의 변화이다. 그 외에
전두엽 기능의 저하로 판단력의 저하가 나타난다.

4. 계산능력의 감소

계산 능력의 감소로 돈 관리에 실수가 생기고, 물건을 사
고 거스름 돈 등 잔돈을 주고받는 데 실수가 있다.

▮ 인지기능에 관한 설문지의 이용

보호자에게 간단한 인지기능 설문지를 제시하고 작성하게 하는 것도 인지기능 평가에 도움이 된다.

1. 신경심리검사

문진이나 설문지에서 의심이 되었던 인지기능의 저하를 신경심리검사를 시행하여 영역별로 객관적으로 확인한다.

신경심리검사는 기억력, 집행기능, 시공간력, 언어능력, 주의력이 포함되는 것이 좋다[15].

언어기능평가 도구로는 한국판 보스턴 이름대기검사[16] 가 있고, 말하기, 듣기, 쓰기, 읽기의 네 가지 영역을 체계적으로 평가하는 도구로는 한국판 웨스턴 실어증검사가 있다.

2. 일상생활능력 평가

일상생활능력은 크게 육체적 일상생활능력[17]과 도구적 일상

---

15) 국내에서 많이 시행되고 있는 검사로는 서울신경심리검사, CERAD-K, 한국판 치매 평가 검사(Korean-Dementia Rating Scale, K-DRS)가 있다.
16) (Korean Boston Naming Test)
17) 육체적 일상생활능력을 평가하는 척도로는 Barthel Index가 국내에서는 가

생활능력의 두 가지로 구분될 수 있다.

대소변 가리기, 세수하기, 식사, 보행, 계단 오르내리기, 옷 입기, 목욕하기 등의 육체적 일상생활능력과, 시장보기, 교통수단이용, 음식준비, 기구 사용 및 집안일 하기, 취미 생활, 돈 관리, 전화사용, 약복용, 집안 수리 등의 복잡한 도구적 일상생활능력이 있다.

치매에서는 인지기능의 저하로 인하여 초기부터 도구적 일상생활능력의 저하가 나타난다. 문진과 도구적 일상생활능력 평가척도를 활용하여 인지기능장애로 인한 일상생활능력의 저하 유무를 확인하는 과정은 치매의 진단을 위해서 꼭 필요하다.

예전에 비하여 인지기능이 심하게 저하되어 일상생활이나 사회생활에 지장을 줄 정도일 때를 치매라고 하고, 인지기능장애가 일상생활에 지장을 줄 정도는 아니나 신경심리검사에서 비슷한 나이와 학력의 정상군보다 저하되어 있으면 경도인지장애로 진단하게 된다.

장 보편적으로 사용되고 있다. 도구적 일상생활능력 척도는 Korean-IADL (K-IADL), 한국판 Bayer ADL, Seoul-IADL(S-IADL)], Korean version of Disability Assessment for Dementia Scale (K-DAD) 등이 국내에서 사용되고 있다.

먼저 문진을 통해 물건사기, 돈 관리, 대중교통이용, 음식하기, 가전제품 이용 , 취미 생 활등의 일상생활이 환자 스스로 가능한지에 대해 보호자에게 물어본다. 직업을 가지고 있는 경우에는 가족의 동의를 얻어서 직장 동료에게 직장생활에 문제가 없는지 물어보는 것도 좋다.

우리나라의 노인들은 나이가 들면 음식준비, 돈 관리 등을 며느리나 자녀가 대신해주는 경우가 많아서 일상생활능력이 저하되었음에도 불구하고 확인이 어려울 수가 있다.

이러한 경우에는 보호자에게 "만약 이런 일을 한다면 혼자서 할 수 있습니까?" 라고 물어보면 도움이 된다.

도구적 일상생활능력은 보통 나이의 영향을 받는다. 인지기능 저하가 없어도 나이가 들면 퇴행성 관절이나 기력의 쇠함 등으로 인하여 도구적 일상생활능력에 저하가 나타날 수 있다. 또 혈관성인지장애 환자들에서는 인지장애 외에도 육체적 장애가 도구적 일상생활에 영향을 미칠 수가 있다.

따라서 환자가 육체적 불편이 있거나, 인지기능 수준에 비하여 도구적 일상생활능력 척도의 점수가 과도히 낮은 경우에는 나이나 육체적 불편 등이 영향을 미친 것은 아닌지 보호자에게 확인해보는 것이 필요하다.

치매가 의심되는 환자들에서 이상행동이 존재하는지 또 어떤 종류의 이상행동이 존재하는지 확인하여야 한다. 이상행동평가가 중요한 이유는 다음과 같다.

혈관성 인지장애나 전·측두엽 치매의 경우에는 이상행동이 병의 초기 증상일 수 있다.

이상행동이 보호자들의 고통이나 시설로 입소하게 되는 주원인인 경우가 많은데, 약물로 잘 조절이 되므로 정확한 평가가 필요하다.

이상행동은 병의 경과에서 변화되므로 재평가가 필요하고 치매 약물의 효과를 판정하는데 이상행동의 호전 유무가 중요한 판단 기준이 된다.

치매 환자들에서 주로 보이는 이상행동은 무감동, 무관심이 가장 흔하다. 그 외에 화를 잘 냄, 우울증, 불안, 망상, 수면장애, 식습관의 변화, 초조, 공격성, 충동조절이 안됨, 반복적인 행동, 환각, 다행감 등이 있다. 이러한 증상들이 있는지 보호자들에게 질문한다.

▌음주습관의 문제점

오랜 세월에 걸쳐 음주를 하면 중추신경에 장애가 일어나 지능이나 기억력 저하 증상이 나타난다. 이것은 알코올에 대한 직접적 장애라기보다 알코올의 계속적인 영향으로 신체의 영양 상태가 떨어져 생기는 것이라고 볼 수 있다.

비타민B1, B2, 니코틴산 등 비타민B 계열의 결핍이 중추신경 장애와 관련이 있다. 이 때문에 기억장애가 생기고 장소나 시간에 대한 지남력 장애도 나타난다.

급격히 환각, 망상, 흥분이 생길 수 있으며 걷다가 물체가 겹쳐 보이는 현상도 나타난다.

우리나라 사람들의 음주습관은 술자리에서 과음을 개의치 않고 한꺼번에 많은 양을 마시는 경우가 많다. 심지어 술을 잘 마시는 것을 자랑으로 생각하는 사람들도 많다.

담배의 해로움은 사람들이 대부분 인식하고 있지만 음주의 유해성에 대해서는 심각하게 생각하지 않는 경향이 있다. 하지만 전문가들은 담배보다 술이 사실 건강에 더 해로우며 특히 치매, 파킨슨병과 같은 뇌질환에는 더욱 그렇다고 말한다.

미국 건강의료포털 웹 엠디 등의 보도에 따르면 과도한 음주
는 한 환자는 술을 안 마신 환자에 비해 4.8년 빨리 알츠하이
머 치매에 걸렸으며 흡연을 한 환자는 담배를 안 피운 사람에
비해 2.3년 치매가 빨리 왔다고 하였다.

▌약물 복용의 문제점

약 때문에 혼란, 흥분, 의식장애를 일으켜 약 복용을 중단하게
되는 경우가 있다. 이미 뇌손상이 있다든지 이전부터 잠재적
인 치매가 있던 사람에게서 치매 증상이 심해지는 경우가 있
으므로 약을 복용할 때는 주의가 필요하다.

최근 약을 많이 먹을수록 치매 위험이 올라가며 복용하는 약
물이 10가지 넘으면 치매위험이 3배 증가한다는 방송보도도
있었다.[18]

신경안정제, 항우울제, 수면제, 마약이나 각성제가 치매 증상
을 일으키는 경우가 있다. 진통제, 해열제, 항암약, 호르몬제,
항생제, 혈압강하제 등은 치매 유사 증상을 나타낼 수 있다

---

18) 출처 : KBS 뉴스

▌고혈압, 당뇨병 등 만성질환의 문제점

고혈압이나 당뇨병이 있을 때, 그렇지 않은 사람보다 일반적으로 동맥경화로 진행되는 속도가 빠르다. 특히 동맥경화가 심하면 뇌경색이 일어나기 쉽기 때문에 심각하지 않더라도 경미한 경색들이 알지 못하는 사이에 조금씩 발생할 수 있다.

경미한 뇌경색이 자꾸 발생하게 되면 뇌기능이 저하되어 치매 증상을 일으키기 쉽다. 고혈압이나 당뇨병이 치매와 관련이 있다고 보는 것은 뇌동맥경화를 촉진시켜 뇌경색을 일으킨 경우를 말한다.

그러므로 고혈압이나 당뇨병을 잘 치료하면 동맥경화의 진행을 어느 정도 억제해서 다발성뇌경색에 이르지 않게끔 유도할 수 있다.

▌정년퇴직과 문제점

정년퇴직을 계기로, 노후에 대한 막연한 불안감으로 불안정한 정신 상태에 놓이는 경우엔 치매 발병의 원인이 되기도 한다. 노년기가 되면 일반적으로 4가지를 잃는다. 심신의 건강, 경제적 기반, 사회적 유대관계, 가족의 신뢰감이다.

그런데 정작 중요한 것은 '사는 보람이나 삶의 가치'의 상실일 것이다.

만일에 정년퇴직을 앞두고 있다면, 노인학교에 다닌다든지 춤이나 악기, 그림 등을 배운다든지, 여행을 하는 등 삶의 재미를 찾는 것이 중요하다.

은퇴 후의 모습은 인생 3막으로 성취의 기회가 가득한 새로운 시대의 등장으로 받아들이는 것이 좋다. 의미 있고 보람찬 노후 준비로 흔히 재정적 웰빙(돈), 신체적 웰빙(건강), 정신적 웰빙(마음가짐)의 세 가지를 말한다.

재정적 웰빙은 저축과 연금, 현재의 자산과 향후 소요자금 등을 따지면 계산이 나온다.

신체적 웰빙은 유전요인, 생활습과, 건강을 지키려는 노력 등을 점검하면 수명은 얼마든지 달라진다.

정신적 웰빙은 새롭게 자아정체성을 찾고 가족, 이웃, 친구 등과 역할을 갖추어 갈 때 자족할 수 있는 제 3의 인생이 이루어지는 것이다.

치매의 원인과 위험요인

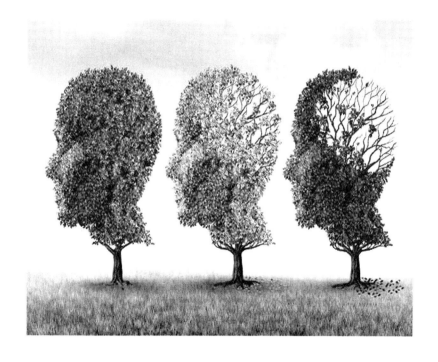

『치매는 가능성이 높다고 알려진 대표적인 위험요인으로는 연령과 성별, 교육수준, 가족력, 출생지 부모 연령, 두부외상, 흡연, 다운증후군의 가족력, 우울증의 과거력 등이 있다.』

치매의 원인과 위험요인

▌치매의 위험요인

지금까지 가능성이 높다고 알려진 대표적인 위험요인으로는 연령과 성별, 교육수준, 가족력, 출생지 부모 연령, 두부외상, 흡연, 다운증후군의 가족력, 우울증의 과거력 등을 들 수 있다. 이들을 간략히 설명하면 다음과 같다.

1. 연령과 성별

일반적으로 치매의 유병률은 60세 이후 급격히 증가한다고 하여 매 5.1년마다 거의 두 배로 증가한다고 한다.

성별에 따른 유병률은 원인을 고려치 않고 여성에서 더 많이 나타난다고 하여 위험요인으로 생각되어 왔다. 현재 우리나라 여자의 평균수명이 남자보다 훨씬 길고 연령에 따라 치매의 빈도가 증가함을 고려하면 그 해석이 달라질 수도 있다

2. 교육수준

교육수준은 사회 계층과도 밀접한 관계를 갖고 있고 직업으로 인한 위험 인자에 대한 노출과도 관계가 있다. 일반적으

로 교육수준이 낮을수록 알츠하이머형 치매의 빈도가 높다.

3. 가족력

알츠하이머형 치매는 직계 가족에서 특히 발병률이 높다고
되어 있다. 65세 이후에 발생한 알츠하이머형 치매에서 그
이전의 경우보다 치매의 가족력이 있을 가능성이 더 높다.

4. 출생 시 부모 연령

치매 환자의 출생 시 어머니의 연령이 높은 경우(40세 이
상)에 알츠하이머형 치매의 발병과 연관이 높다는 것이 연
구에서 밝혀졌다.

5. 두부 외상

두부(頭部) 외상은 혈관뇌장벽의 투과력을 증가시켜 독소
나 바이러스에 대한 방어력의 저하로 상당한 정도의 신경
세포를 손상시켜 알츠하이머형 치매를 일으킬 가능성이 높
아 그 위험 요인으로 인정되고 있다.

6. 흡연

흡연량이 증가함에 따라 알츠하이머형 치매의 빈도가 증가
한다는 보고도 있고, 최근에는 니코틴이 치매를 예방한다는
보고도 있으며 반면에 별다른 관계가 없다는 보고도 있다.

7. 다운(Down)증후군의 가족력

다운증후군 환자는 30세 내지 40세 이후까지 생존하는 경우 알츠하이머형 치매 환자의 신경병리적 소견과 거의 일치되는 소견을 사후의 뇌조직에서 보인다고 한다.

이러한 연구 결과에 따라 21번 염색체 삼체성 형성이 알츠하이머형 치매를 일으키는 위험요인이 된다고 한다.

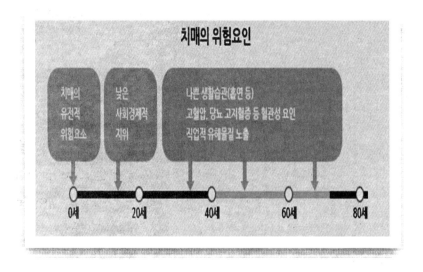

▌혈관성 치매

혈관성 치매는 두 번째로 흔한 원인이며 전체 치매 환자의 약 20%~30%를 차지한다. 그 외에 약 15%에서는 혈관성 치매와 알츠하이머병이 같이 있는 혼합형 치매 환자이다.

혈관성 치매의 유형으로는 다발경색성 치매, 대뇌 아밀로이드 혈관증, 다발성 대뇌 색전증, 두 개의 동맥질환 그리고 심장성 치매 등이 있다. 다발경색성 치매는 시작이 급성이고 경과는 계단식으로 악화되는 것이 특징이다. 다발경색성 치매를 일으키는 뇌졸중은 큰 동맥의 폐색보다는 가는 동맥의 폐색으로 인한 뇌졸중이 더 중요하다.

기존에 고혈압, 당뇨, 심장질환, 동맥경화 등의 뇌졸중 위험인자를 보유하고 있는 환자들은 이러한 질환에 대해 적절한 치료를 하지 않는 경우 뇌경색과 뇌출혈 등으로 인하여 대뇌 기능이 저하될 수 있다.

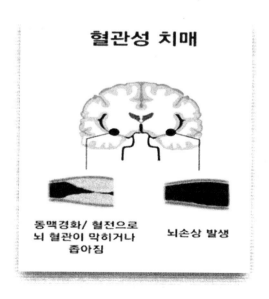

▌외상 후 치매

외상과 관련되어 나타난 치매의 가역적인 원인으로 경막하 혈종이 있고, 비가역적인 치매로 직업적인 권투선수에게 발생하고 반복적인 두부외상이 축적되어 나타나는 권투선수 치매가 있다.

일반적으로 두부외상 후의 치매는 경미한 상태로부터 극심한 상태인 지속적 식물상태에 이르기까지 그 정도는 천차만별이다. 지속적 식물상태는 의식은 있으나 모든 정신기능을 상실한 상태로서 이런 경우 보통은 1년 내에 사망한다.

이처럼 심한 상태가 아니면 수개월 혹은 수년에 걸쳐서 매우 서서히 호전되어 간다. 심할 경우 정신기능의 둔화, 반응의 둔화, 기억장애 및 감정의 둔마 등의 특징적인 증상이 영구히 남을 수 있다.

▌알코올성 치매

알코올성 치매는 알코올중독으로 입원한 환자의 3% 정도에서 나타나며, 인지장애가 의심되어 검사받는 환자의 약 7% 정도가 알코올성 치매로 추정된다는 보고도 있다.

이는 장기간의 음주로 인해 생기는 기억력 장애로 기억이 자주 끊기는 '블랙아웃 현상', '단기 기억장애', '폭력적 성향 증가' 등 증상이 나타나는 것이 특징이다. 다른 치매에 비해 진행 속도가 빨라 노인성 치매로 악화되기 쉬우므로 즉시 진단 받고 치료가 필요하다.

알코올중독이 많은 우리나라에서는 심각한 문제로 부각되고 있다. 우리사회는 담배는 현재 많은 예산을 들여 적극적으로 금연캠페인을 하고 있지만 음주에 대해서는 너무 무심한 경향이 있다.

한국 남성은 아시아권에서 가장 음주량이 많고 남성의 사망원인 중 12%는 술과 관련이 있다는 방송보도도 있다[19].

외국의 연구에 의하면 과도한 음주는 알츠하이머 치매를 4.8년 빠르게 하며, 치매의 초기 증상이 있더라도 음주를 못하게 하면 병의 진행을 늦출 수 있다.

■ **가성치매**

원인 질병으로는 여러 가지가 있지만 그 중에서 가장 흔한 것은 우울증이다. 특히 노인 우울증 환자들에서는 인지기능장애가 흔히 동반될 수 있기 때문이다.

---

19) 2018년 10월 4일 채널A 뉴스보도

가성치매는 치매로 진단받지는 않았지만 기억력이 저하되어 치매와 같은 증상을 보이는 것으로 대개는 우울증으로 인해 기억력 저하를 동반한 정신기능의 장애를 보인다.

하지만 실제로 치매와 같은 뇌손상은 없다는 것이 특징이며 완전한 가역적 치료가 이루어진다.

가성치매는 정신의학적 치료로서 완전히 병이 발병하기 이전 수준으로 기능을 회복할 수 있으므로 이를 치매로 오진하는 실수가 없어야 한다.

▌치매의 원인질환

치매의 원인질환은 셀 수 없이 많으나, 이를 원인질환에 따라 분류하면 그 대표적인 질환은 다음과 같다.

1) 퇴행성 질환 :

정상적으로 활동하던 세포가 점차 소실되어 생기는 질환으로, 알츠하이머병이 대표적이며, 픽병, 파킨슨병, 진행성 핵상마비, 미만성 루이소체병, 갑상선이나 간기능 저하 등이 있다.

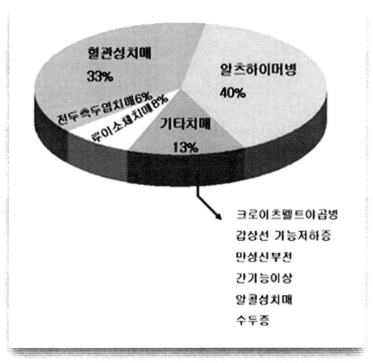

혈관성치매
33%

알츠하이머병
40%

전두측두엽치매6%
루이소체치매8%

기타치매
13%

크로이츠펠트야곱병
갑상선 기능저하증
만성신부전
간기능이상
알콜성치매
수두증

[치매의 원인질환]

2) 뇌혈관 질환 :

뇌세포는 혈액으로부터 공급되는 산소와 영양분으로 기능을
유지하는데, 뇌혈관이 터지거나 막히면 산소와 영양분의 공급
이 차단되어 뇌세포가 손상받게 된다.

이와 같은 뇌혈관 질환이 누적되어 일으키는 치매를 혈관성 치매라고 한다. 현재 우리나라 사람들의 혈관성치매 발병은 알츠하이머치매 보다 빠른 속도로 증가하는 추세에 있다.

3) 대사성 질환 :

대사성 질환에는 저산소증(심장마비, 연탄가스 중독), 저혈당, 요독증, 갑상선 기능 저하증, 간성 뇌병증(간염, 간경화증에서 동반되는 치매) 등이 있다.

4) 결핍성 질환 :

뇌세포 활동에 중요한 역할을 하는 비타민의 부족은 치매 발생의 원인이 되는데, 비타민 B12 결핍증, 티아민(B1) 결핍증으로 인한 치매를 들 수 있다.

5) 중독성 질환 :

알코올성 치매가 대표적이다. 술 자체가 뇌 세포를 파괴하기도 하고, 술을 많이 마시는 사람들은 비타민 결핍증이 오기 쉬운데, 이로 인해 치매가 오기도 하며, 그밖에도 중금속 중독, 일산화탄소 중독, 약물중독 등으로도 치매가 올 수 있다.

6) 뇌종양 :

악성 뇌종양이 급속하게 커지면서 또는 양성 종양이라도 서서히 진행하면서 치매를 일으킬 수 있다.

7) 뇌 외상 :

교통사고처럼 뇌가 외부의 충격을 받게 되면 뇌세포가 손상되는데, 뇌 손상이 심하게 되면 치매가 발생할 수 있다. 뇌가 외부로부터 충격을 당했을 때 전두엽과 측두엽에 손상이 많기 때문에 알츠하이머치매와는 증상이 다를 수 있다.

8) 감염성 질환 :

신경매독, 만성 수막염(결핵성 수막염, 진균성 수막염), 뇌염의 후유증, 광우병으로 인한 야콥-크로이츠펠트병, 에이즈 감염 후에도 치매가 올 수 있다.

9) 수두증 :

뇌는 꽉 차 있는 것이 아니라 뇌를 절단해 보면 뇌 안에 빈 공간이 있는데 이를 뇌실이라고 한다. 뇌실 속에는 맑은 뇌 척수액이 들어 있는데, 뇌척수액이 생산은 되지만 흡수가 덜 되면 뇌척수액의 양이 많아져 뇌에 고이게 됨으로써 보통 3가지 증상이 나타난다.

뇌실 속에 뇌척수액의 양이 많아져 뇌에 고이게 됨으로써 나타나는 증상은 첫 번째는 치매, 두 번째는 요실금, 세 번째는 보행 장애이다.

치매의 발생원인

• 알츠하이머병의 위험인자 •

- 노화
- 가족력이 있을 경우
- 여성일 경우
- 각종 독성 유해물질, 섭취하는 음식물, 감염됐을 경우
- 의식을 잃을 정도로 심하게 머리를 다쳤을 경우, 여러 차례 머리를 다친 경우
- 고혈압, 당뇨병, 비만, 고콜레스테롤혈증, 심장병을 앓고 있을 경우
- 노인성 우울증이 있을 경우

• 혈관성 치매의 위험인자 •

- 뇌졸중, 고혈압, 당뇨병, 고지혈증, 심장병 등을 앓고 있을 경우
- 흡연
- 비만
- 가족력이 있을 경우
- 운동 부족일 경우

출처: 국가건강정보포털

건강보험심사평가원

[치매의 발생원인]

■ 알츠하이머병의 유전적 요인과 발병

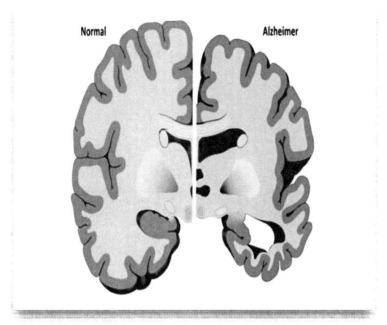

[왼쪽은 정상인 뇌이고 오른쪽은 알츠하이머병의 뇌]

1906년에 독일인 의사인 알로이스 알츠하이머에 의해서 처음 기술된 이 병은 처음에는 젊은 사람들에게서만 발생하는 매우 희귀한 질환으로 생각되었으나, 요즘은 65세 이상의 사람들에게서 지적능력의 소실을 일으키는 가장 흔한 질환이라는 것이 밝혀졌다.

알츠하이머병은 30대, 40대, 50대에서도 발병 가능하나, 전체 알츠하이머병 환자의 10% 정도 이하이고 대부분의 환자들은 60대 이상이 되어서 발생한다.

65세 이전에 발생하는 알츠하이머병은 조발성 알츠하이머병이라고 부르는데, 65세 이후에 발생하는 경우에 비해 유전적 경향이 강하다.

하지만 나이가 들어감에 따라 이 병에 걸릴 가능성이 점차 증가한다. 그동안의 조사에 의하면 65세 이상 인구의 약 10%가 치매의 증상을 보이고, 치매의 증상을 보이는 이 환자들의 반 이상이 알츠하이머병에 의한 것으로 추정된다.

특히 85세 이상의 노인들의 경우에는 전체 노인의 약 45%가 알츠하이머병의 환자일 것으로 추정되고 있다.

유명인사 가운데 치매에 걸린 사람들이 매우 많은데 영화배우 출신인 로널드 레이건 미 40대 대통령은 대통령에서 물러난 이후 지난 1994년 11월 알츠하이머병(노인성 치매)을 진단받고 자신이 치매에 걸린 사실을 알리는 담화문을 발표했다[20].

또 획기적인 정책 추진과 독단적인 정부 운영으로 '철의 여인'으로 불렸던 마가릿 대처 전 영국 수상도 정계 은퇴 후 치매를 앓았다.

---

20) [출처: 중앙일보] 한반도 운명 가른 역사적 장면…1명은 우울증, 2명은 치매

▌알츠하이머병의 유전적 요인

알츠하이머병의 원인은 아직도 수수께끼로 남아있다. 하지만 그동안 연구 결과로 보통의 사람들보다 이 병에 걸릴 확률이 높아지는 여러 요인 중에 가족력이 있는 사람은 그렇지 않은 사람들에 비해 이 병에 걸릴 확률이 높다는 것이다.

알츠하이머병과 관련된 연구들 중에서 가장 괄목할 만한 발전은 유전학 부분에서 나타났는데, 이 병의 가족력과 이 병의 발병과의 관계의 연구에서 많은 것을 밝혀냈다.

과학자들은 어떤 특정 종류의 apolipoprotein E 유전자를 가지고 있는 사람들은 다른 종류의 유전자를 가지고 있는 사람들에 비해 알츠하이머병에 걸릴 확률이 여러 배 높다는 것을 밝혀졌다.

이 유전자의 가장 흔한 형태는 apoE3이나, 나이가 들어서 발병하는 알츠하이머병 환자의 거의 반 정도는 apoE4 형의 유전자를 가지고 있게 되고, 이러한 유전자가 알츠하이머병의 발병에 중요한 역할을 한다는 것을 알게 되었다. ApoE4는 정상인에서는 드물게 나타나는 유전형이다.

연구자들은 조발형 알츠하이머병에 대해서도 중요한 발견을 하였는데, 조발형 알츠하이머병에 걸린 환자들의 유전적 돌연변이가 아밀로이드의 생성과 관련된 유전자에서 발견되었다.

앞에서 말렸듯이 이 단백질은 알츠하이머병의 특징적인 병리 소견의 하나인 반에서 관찰되고 신경세포의 파괴에 중요한 단백질이다. 더욱 흥미로운 것은 이러한 유전적 변이가 다운증후군과 관련된 유전자에서 발견되는데, 다운증후군에 걸린 환자들은 나이가 들어감에 따라 뇌에서 농축체와 반이 나타난다.

이런 이유로 많은 과학자들은 다운증후군과 알츠하이머병 사이의 유사성과 연관성에 대해 좀 더 알게 되면 알츠하이머병의 유전적 요인에 대해 보다 잘 알게 될 것이다.

초기의 연구들은 환경적 요인들이 알츠하이머병의 원인이 될 수 있을지도 모른다는 것을 제시했었다. 예를 들면, 뇌에서 알루미늄의 농도가 높아지면 알츠하이머병에 걸리기가 쉽다.

많은 과학자들은 이러한 연관관계에 대한 보다 깊은 연구를 했고, 일부 연구결과에 의하면 알츠하이머병 환자의 뇌에서는 보다 높은 농도의 알루미늄이 발견되었으나 다른 연구들에서는 알루미늄과 알츠하이머병의 연관관계는 낮다는 결론을 얻었다.

이와 비슷하게 아연에 노출되거나, 바이러스 감염, 음식물에 의한 중독 등이 알츠하이머병과 관련된 중요한 환경요인일 것으로 생각되었으나, 대부분 알츠하이머병과의 관계가 확실하지 않은 것으로 나타나고 있다[21].

치매의 예방

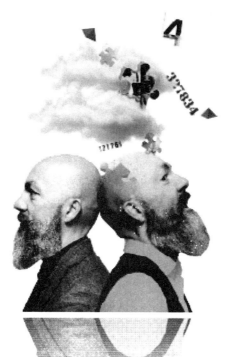

『 치매예방법에는 **치매예방체조**, **치매예방운동**, 적극적인 사회활동과 지속적인 대인관계유지, 취미생활 즐기기, 스트레스를 줄이고 긍정적인 생활하기, 두뇌활동 많이 하기, 건강에 필요한 영양소를 골고루 섭취하기 등이 있다. 』

---

21) 출처 ; 알츠하이머병 | 작성자 drjonmin

치매의 예방

자신에게 알맞은 운동을 정해
꾸준히 하기

취미 생활 즐기기
(특히 서예, 자수, 그림 그리기 등
손동작을 잘 사용하는 취미)

두뇌 활동 많이 하기
(예: 텔레비전, 신문,
잡지 보기, 글쓰기 등)

적극적인 사회 활동하며
지속적인 대인관계 유지

스트레스 줄이고
긍정적인 생활 태도가지기

건강에 필요한 영양소를
골고루 섭취하기

고혈압, 당뇨병,
고지혈증 등 조심하기

음주, 담배, 카페인 등
삼가기

[치매 예방법]

▌치매의 예방

치매예방을 위한 노력으로 일단 가장 간단한 방법은 걷기와
같은 규칙적인 운동이다. 간단한 산책을 통해서도 규칙적으로

하게 되면 치매에 걸리게 될 확률이 절반으로 떨어진다. 신체 조건과 컨디션에 따라서 하루에 40~60분, 1주일에 4~5일 정도 걷기와 같은 규칙적인 운동을 하는 것이 좋다.

또한 다른 운동을 하더라도 근육에 많은 힘이 들어가는 운동을 하기 보다 수영이나 자전거 등의 유산소운동을 통해서 산소를 충분히 공급하는 것이 좋다.

하지만 머리를 다치게 되면 알츠하이머병의 발병 확률이 5배 이상 상승 할 수 있기때문에 격투기나 복싱 등을 할 때에도 운동 강도를 조절해야 하며 오토바이나 자전거 등을 탈때 헬멧을 반드시 착용해서 최대한 두부손상을 막아야 한다.

치매 예방에 있어서 한 가지 주의해야 할 사항은 스트레스를 피하는 것이다. 정신적으로 극심한 스트레스는 기억의 장애를 유발시키고 상황이 악화 될 경우에는 뇌세포에 병이 생길 수 있다.

이러한 스트레스로 인해 호르몬 수치가 상승하게 되어 뇌세포에서 기억력을 전담하고 있는 해마 부분의 세포에 문제가 생기면 기억력이 떨어질 수 있다. 갑작스럽게 일이 발생하여 정신없이 움직이다 보면 건망증이 자주 발생하는 것도 위와 같은 현상 때문이다.

이러한 스트레스가 생길 때에는 최대한 긍정적이고 편안한 마음가짐을 하고 휴식을 취하는 것이 중요하다. 만약에 증상이 호전되지 않는다면 약물을 통해서 호전 시킬 수도 있다.

하지만 신경안정제나 수면제, 감기약 등의 약물을 무분별하게 사용하는 경우에는 도리어 뇌 기능을 저하시킬 수 있는 위험이 있다.

이와 같은 노력과 함께 여러 가지 뇌에 좋은 음식과 영양소를 섭취해야 한다. 야채와 과일, 그리고 DHA가 풍부한 등 푸른 생선과 잡곡류 등은 뇌를 건강하게 하는 효과가 있다.

연구 결과에 따르면 등 푸른 생선을 주기적으로 먹은 후에는 치매가 생길 확률이 적어지는 것으로 나타났다. 그리고 평소에 동물성 기름을 섭취하기보다는 식물성 기름을 사용하고 또한 오메가3가 포함된 들기름과 올리브유가 좋다.

녹색 채소인 브로콜리와 시금치에는 엽산이 많이 포함되어 있는데 이러한 엽산을 많이 먹는 것이 뇌 건강을 유지하는데 도움이 된다. 엽산의 부족으로 인해서 혈액에 호모시스테인이라는 물질이 많아 질 수 있는데 이러한 물질은 혈관에 피해를 입히며 뇌 기능을 저하시킬 수 있기 때문이다.

또한 두뇌를 사용하는 일을 많이 할수록 치매를 예방 할 수 있다. 여러 가지 교육을 많이 받은 사람들은 그렇지 않은 사람들에 비해서 치매가 발생하는 시기가 4~5년 정도 뒤늦게 발병하는 연구 결과가 있다. 여러 활동을 적극적으로 하는 사람들이 일찍 은퇴한 사람들보다 발병하는 시기가 늦어진다.

이러한 여러 가지 활동 등을 통하여서 뇌사용을 활발하게 한다면 뇌 안에 신경 세포들 사이에서 여러 가지 커넥션이 생기게 되고 신경세포가 활발해지며 세포의 일부분이 손상이 생기더라도 제 기능을 할 수 있다.

나이가 많을수록 다양한 취미 활동이나 친목 활동을 하는 것이 치매 예방에 확실히 도움이 된다.

치매예방법을 정리해 보면 치매예방체조, 치매예방운동, 적극적인 사회활동과 지속적인 대인관계유지, 취미생활 즐기기, 스트레스를 줄이고 긍정적인 생활하기, 두뇌활동 많이 하기, 건강에 필요한 영양소를 골고루 섭취하기 등을 들 수 있다.

이 외에도 독서나 서예, 노래 등 두뇌를 사용하는 취미생활은 치매 예방에 도움 되고 지인들과 즐기는 고스톱(화투), 트럼프, 장기나 바둑 등도 치매 예방에 효과가 있다.

치매는 식단조절, 치매예방체조, 예방 운동을 통해 예방하거나 치매가 오는 시기를 연장할 수 있다. 또한 치매위험인자를 끊음으로써 치매 발생률을 줄일 수가 있다.

치매위험을 가장 많이 높이는 위험인자는 음주로 술을 마시지 않는 사람보다 치매발생 확률이 2.6배나 크게 높아진다. 이러한 치매위험인자로 흡연, 뇌손상, 우울증, 고혈압, 당뇨병, 비만, 운동부족 등이 있다.

보건복지부는 국민들이 일상생활에서 실천할 수 있는 치매예방수칙을 내놓았는데 그 내용은 '치매예방수칙 3·3·3'과 '치매예방운동법'이 바로 이것에 해당된다.

치매 예방수칙 3.3.3

3권 (勸; 즐길 권)	일주일에 3번 이상 걷기 생선과 채소를 골고루 먹기 부지런히 읽고 쓰기
3금 (禁; 참을 금)	술은 적게 마시기 담배는 피우지 않기 머리 다치지 않도록 조심하기
3행 (行; 행할 행)	정기적으로 건강검진 받기 가족 및 친구들과 자주 소통하기 매년 치매 조기검진 받기

▌치매예방수칙 3 · 3 · 3

정부에서 내놓은 치매예방수칙 3 · 3 · 3을 보면 3가지 수칙을 권하고, 3가지는 금지했으며, 3가지를 꼭 실천하도록 권고하는 내용이다.

여기에서 권하는 3가지 수칙은 **운동, 식사, 독서**로 운동은 일주일에 3번 이상 지속적으로 걷기 운동을 할 것을 권고했다.

계단 걷기도 도움이 되는데 평소 5층 이하는 계단을 이용하고, 버스 한 정거장 정도는 미리 내려서 걷는 것도 좋다. 나머지 두 가지 수칙은 생선과 채소를 골고루 챙겨먹는 식사법과 틈날 때마다 책이나 신문을 읽는 독서를 권장한다[22].

두 번째로 세 가지 하지 말아야 할 것은 **음주, 흡연, 뇌손상**이다. 담배는 아예 피우지도 말아야 하고 혹시 흡연자라면 당장 끊어야 한다.

술은 절주가 권장되는데, 한 번에 2잔을 넘겨서는 안 되고 다른 사람에게 술을 강권하지도 말아야 한다. 뇌손상의 경우 머리를 다치지 않도록 주의해야 하며, 자전거 타기 등 운동을 할 때에도 헬멧을 쓰는 등 안전장비를 갖추도록 해야 한다.

---

22) 출처:
http://www.hani.co.kr/arti/society/health/654912.html#csidx26bb8bbbb1482da98066907df8ad7da

마지막으로 3가지 실천 덕목은 가족들과의 잦은 대화 등 **소통, 치매 조기 검진, 혈압·혈당·콜레스테롤 관리**다. 치매 조기 검진의 경우 보건소에서 받을 수 있다.

치매 예방 운동의 경우 얼굴 근육 운동이나 맨손체조 등으로 구성돼 있어 평소 쉽게 따라 할 수 있도록 구성돼 있다. 이 운동은 현재 국민건강보험공단 노인운동교실, 노인복지관, 지역 보건소 등을 통해 보급되고 있다.

치매 특별등급은 현재 장기요양 5등급으로 지정돼, 일상생활 수행에 어려움을 겪는 경증 치매 노인에게 인지 활동 프로그램 등 장기요양서비스를 제공하고 있다.

현재 확실한 치매 치료법이 정립되어 있지 않은 상태에서 치매는 무엇보다도 예방이 최선이다. 치매는 짧은 기간에 변화시킬 수 있는 것이 아니므로, 평소에 꾸준히 예방수칙을 실천하는 것이 중요하다는 점을 인식해야 한다.

▌생활 속에서 치매를 예방하는 습관

치매는 현재 우리 사회에서 가장 심각한 사회문제이지만 현재 확실한 치료법이 없는 관계로 예방이 최선이다. 나이가 들수록 위험이 높아지므로, 노인은 누구도 안전할 수 없는 것이다. 생활 속에서 치매를 예방할 수 있는 7가지 습관을 알아본다.

1. 규칙적으로 운동 한다

운동은 뇌 속의 혈액 순환을 활발하게 하고 기억을 통제하는 신경세포들을 도와주는 등 매우 중요한 부분이다. 평소 일상생활에서 규칙적인 운동은 고령으로 인한 기억 손실을 예방한다. 캐나다 맥마스터 대학의 제니퍼 헤이스 교수는 몸을 많이 움직이지 않고 생활하는 노인은 치매 위험을 높이는 변이유전자(APOEe4)[23]를 지닌 사람과 마찬가지로 치매 위험이 커진다는 연구결과를 발표했다.

전문가들은 특히 물속에서 하는 운동을 권장한다. 수중에서는 무릎에 무리를 주지 않을 뿐 아니라 심장과 폐 기능을 높이는 데에도 좋기 때문이다. 일반적으로 운동은 최소 일주일에 5일, 30분씩 움직이는 것이 치매 예방에 도움이 된다.

2. 뇌에 좋은 음식을 먹는다

---

23) 변이유전자 한 카피(Copy)를 가진 사람은 정상인에 비해 3배, 두카피를 가진 사람은 8~12배까지 위험이 높아지며 이 변이 유전자를 지닌 사람은 운동하는 사람이나 하지 않는 사람이나 치매 발생율에 별 차이가 없었다.

치매는 뇌에 문제가 생기는 것이므로 뇌에 좋은 음식을 평소 꾸준히 섭취하는 것이 좋다. 뇌에 좋은 음식은 심장에도 좋기 때문에 섭취하면 일석이조의 효과를 볼 수 있다. 심장이 건강하지 못하면 혈액 순환이 제대로 이루어지지 않고 뇌에 공급되는 산소가 부족해져 뇌 건강에 좋지 않다.

추천되는 음식은 건강에 좋은 과일과 채소는 항산화 물질이 풍부하게 들어있어 뇌에 좋다. 생선(콜라겐이 풍부한 껍질을 가급적 같이 먹는 것이 좋다), 껍질이 벗겨진 닭고기, 콩 같은 저열량 고단백 음식이 뇌에 좋고, 각종 베리류나 토마토도 뇌 건강에 좋다.

3. 낱말퍼즐이나 스도쿠를 한다

치매를 예방하려면 일상생활에서 뇌를 사용하는 습관을 지니는 것이 좋으며 두뇌를 사용하는 게임을 하는 것도 뇌건강에 크게 도움이 된다.

예를 들어 가로세로 낱말퍼즐이나 스도쿠(가로 9칸, 세로 9칸으로 이루어져 있는 표에 1부터 9까지의 숫자를 채워 넣는 퍼즐)처럼 뇌를 자극시키는 게임은 치매 예방에 효과적이라고 할 수 있다.

5	3			7				
6			1	9	5			
	9	8					6	
8				6				3
4			8		3			1
7				2				6
	6					2	8	
			4	1	9			5
				8			7	9

[스토쿠 퍼즐의 예]

노인이라도 새로운 언어나 악기를 배우는 것도 치매 예방
에 도움이 되며 춤을 배우는 것도 좋다. 즐겁게 추는 춤은
스트레스를 해소하므로 정신건강에도 좋기 때문이다.

4. 사람들과 자주 만난다

노인의 건강은 하루에 만나서 대화를 나누는 사람의 숫자
와도 관련이 있다. 외국의 여러 연구에서 가족, 친구, 사회
와 유대감이 있는 사람이 그렇지 않은 사람에 비해 기억력
손실이 적은 것으로 밝혀진 연구결과도 있다.

건강은 신체적, 정신적 건강과 함께 사회적 건강이 중요한
요소의 하나이다. 그래서 노인은 하루에 만나서 대화를 나
누는 사람의 수와 건강의 정도가 관련된다고 볼 수 있다.

동호회나 지역에서 하는 행사에 참여하면 자연스럽게 대인
관계를 맺는다. 사람들과 만나서 함께 웃고 즐겁게 얘기하
는 것은 기억력 손실을 예방해준다. 친구들을 초대해 저녁식

사를 하거나, 같이 자원봉사를 가는 등의 활동 등은 뇌도 활발하게 하기 때문에 기억력 손실의 위험을 크게 낮춰준다.

5. 숙면한다

뇌가 충분히 쉬지 못하면 기억력과 집중력에 문제가 생길 수 있다. 따라서 최소 7~8시간 동안의 수면시간을 확보해 뇌가 쉴 수 있는 시간을 주는 것이 좋다.

또한 매일 같은 시간에 자고 일어나는 습관을 가져야한다. 하루 30분이나 1시간 이내의 낮잠은 큰 문제가 아니지만 그 이상 긴 시간의 낮잠은 뇌 건강에 아주 좋지 않으며 가급적 4시 이후에는 낮잠을 자지 않도록 해야 한다.

6. 스트레스를 해소한다

불안한 상태에 있거나 긴장하고 있으면 몸에서는 스트레스 호르몬이 분비된다. 스트레스 호르몬이 많이 분비되면 기억력에 부정적인 영향을 줄 수 있다. 요가나 명상이 스트레스 해소에 좋은 수단이 되며 다른 어떤 방법이든 스트레스를 해소하는 것이 뇌건강에 중요하다.

7. 일상 속에서 기억력을 높이는 방법 숙지 한다

기억력을 높이는 방법으로는 일상 속에서 자주 이용하는 물건들의 위치를 파악하는 것이 있다. 스케줄이나 쇼핑 목록을 작성하는 것도 좋다. 약을 복용하는 시간을 기억하는 것도 필요하다. 물건이든 사람이든 이름을 기억하려고 노력하는 습관을 기르는 것도 좋은 방법이다[24].

8. 뇌의 혈류를 증가시키는 혈자리를 누른다

목 뒤에 위치 한 **천주(天柱)와 풍지(風池)혈 근처에는 뇌로 혈류를 공급하는 경동맥 소체가 위치하여 이곳을 자극하면 뇌의 혈류량을 증가시켜 혈관성치매는 물론 알츠하이머 치매 예방**에도 도움을 준다. 이곳을 꾸준히 자극하면 뇌의 혈류를 증가시켜 치매를 예방하며 치매가 진행된 상태라도 치료에 도움을 주게 된다.

● **치매를 예방 · 치료하는 혈자리 자극법**

1. 필자가 추천하는 가장 손쉬운 방법은 팔걸이가 있는 의자에 기대어 풍지혈과 천주혈에 엄지손가락을 댄 다음 머리를 기울이면 머리의 무게로 인해 자연히 혈을 누르게 된다. 이 상태로 약 10초간 정지하기를 5회 정도 반복한다.

2. 평소에 제 1목등뼈(경추) 사이에서 양옆으로 각각 1.3치 되는 곳(천주혈)과 귀 뒤 도드라진 뼈의 목덜미에 있는 굵은 근육과 목에 있는 긴 근육 사이에 생긴 우묵한 곳(풍지

24)출처http://health.chosun.com/site/data/html_dir/2013/12/05/2013120501878 .html?Dep0=twitter

혈)을 손가락 끝으로 10~15초 동안씩 3~4번 누르면 치매를 예방하는 좋은 습관이 된다. 특히 이곳은 경동맥 소체가 있는 곳으로 뇌로 공급되는 혈류의 양을 증가시키는 탁월한 효과가 있다.

3. 천주와 풍지혈의 누르기가 끝나면 목 부위를 두 손으로 가볍게 쓰다듬거나 비벼준다. 이 방법은 치매가 진행된 상태에도 치매 치료에 사용할 수 있는 매우 유용한 치료혈이다.

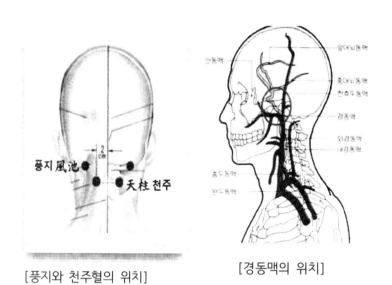

[풍지와 천주혈의 위치]

[경동맥의 위치]

● 치매 예방 10계명

1. 손과 입을 꾸준히 바쁘게 부지런히 움직여라

2. 머리를 써라

3. 담배는 당신의 뇌도 태운다.

4. 과도한 음주는 당신의 뇌를 삼킨다.

5. 건강한 식습관이 건강한 뇌를 만든다.

6. 몸을 가능한 많이 움직여야 뇌도 건강하다.

7. 사람들과 자주 만나 대화하고 어울리자.

8. 치매가 의심되면 곧바로 보건소에 찾아가자

9. 치매에 걸리면 가능한 빨리 치료를 시작하자.

10. 치매 치료 · 관리는 꾸준히 하자.

▌치매 예방 운동

치매를 예방하는 운동법은 얼굴과 손을 이용한 운동으로 뇌신경 체조와 치매 예방 체조로 나뉜다. 이 운동법은 60세 이상의 장년층들도 쉽게 운동을 따라 할 수 있도록 고안됐다.

얼굴과 손에 뇌가 운동할 수 있는 세포의 3분의 2가 있으며 여기에 제시하는 이 두 종류의 운동을 하루 15분만 꾸준히 하면 치매 걸릴 확률을 30~50%까지 줄일 수 있다고 말한다. 치매 예방 운동법은 다음과 같다.

〈뇌신경 체조〉

1. 얼굴 두드리기 ; 손가락으로 이마, 볼, 인중, 턱을 순서대로 부드럽게 마사지한다.
2. 눈 돌리기
   눈동자를 상, 하, 좌, 우 방향으로 각각 2초씩 응시한다. 시계 · 반시계 방향으로 각각 4초에 걸쳐 회전한다.
3. 눈감고 어금니 물기 – 약 4초 간 눈을 꼭 감고 눈을 뜨며 어금니를 꽉 다문다.
4. 소리내기
   '아, 으, 우, 이' 를 4초에 걸쳐 소리 내어 발음한다.
   '라라라, 파파파, 카카카, 라파카' 라고 크게 소리 낸다.

위에서 했던 발음의 강세를 다르게 하여 소리 낸다.

5. 볼 · 혀 사용하기

양 볼을 부풀리고 4초, 오므리고 4초간 유지한다. 혀를 왼쪽 볼로 밀며 4초, 오른 쪽으로 밀며 4초간 유지한다.

6. 목 돌리기

고개를 오른쪽, 왼쪽으로 각각 2초씩 돌린다.

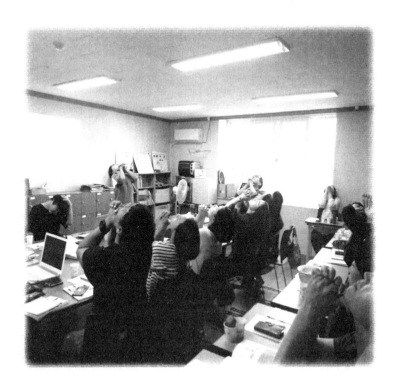

〈치매 예방 체조〉

1. 온몸 자극하기
   - 손가락 끝을 세워 머리, 어깨, 엉덩이, 박수 순서로 2회 반복한다.
2. 손 운동 – 박수
   주먹을 쥐고 박수 4번, 손바닥 박수 4번
   손가락 끝을 맞대어 박수 4번, 손바닥 박수 4번
   손바닥 중간 면으로 박수 4번, 손바닥 박수 4번
   손목으로 박수 4번, 손바닥 박수 4번
3. 손 운동 – 쥐기
   박수를 세로로 강하게 치고, 가로로 강하게 친다.
   가로로 맞댄 양 손가락을 깍지 끼고, 세로로 잡아 깍지 낀다.
4. 팔 운동 – 두 팔 운동
   양 팔을 앞, 위, 옆, 교차하며 민다.
5. 팔 운동 – 한 팔 운동
   왼팔, 오른팔을 번갈아가며 앞, 위, 옆, 교차하며 민다.
6. 기 만들기
   가슴 아래쪽에 왼손과 오른손을 번갈아 원을 돌린다.
   (기운 모으기)
   손을 더 크게 돌린다. (기운 키우기)
7. 기 펼치기

아래쪽, 정면, 옆면을 향해 왼손, 오른손으로 한 번씩 동
그라미를 그린다.

8. 온몸 가다듬기
숨을 크게 들여 마시고 내 쉰다.

▌치매 예방 손가락 운동

뇌 기능 손상으로 인해 인지기능이 떨어지는 질병이 바로 치
매다. 그렇기 때문에 예방의 기본은 꾸준히 정신 활동을 유지
하는 것에서부터 시작되며 손가락의 운동은 뇌를 자극하는 아
주 좋은 방법이 된다. **손은 밖에 나와 있는 뇌라고 할 정도로 뇌
와 가장 직결**되어 있는 곳이다.

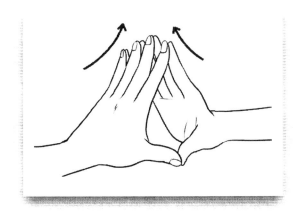

손가락 운동이 뇌 건강에 직접적인 영향을 미치는 것은 물론, 궁극적으로 치매 예방에도 도움이 된다는 사실은 오래 전부터 알려져 왔다. 실제로 많은 전문가들은 효과적으로 뇌 건강을 지키는 방법 중 하나로, 손가락 요가, 뜨개질, 화투, 악기다루기 등 손가락을 사용하는 각종 손가락 운동을 거론 한다.

인간의 손에는 몸의 206개 뼈 중 25%에 해당하는 54개의 뼈가 있으며, 섬세한 작업을 수행하기에 적합하도록 온 신경이 집중되어 있다. 이에 따라 정교한 움직임으로 다양한 신호를 뇌로 보내는 것이 가능해진다.

손과 연결된 뇌세포의 양은 몸 전체와 연결된 것보다 훨씬 많아서, 손가락을 움직이면 평상시 사용하지 않던 뇌의 영역을 일깨울 수 있다.

즉, 손을 움직이면 움직일수록 뇌는 할 일이 늘어나고, 손을 잘 움직이면 뇌의 움직임도 좋아진다. 뇌의 중추신경 중 30%는 손의 움직임에 반응해 활성화된다는 연구 결과도 있을 정도다.

단순히 손가락을 많이 움직이는 것만으로도 뇌 건강에 어느 정도 도움이 되지만, 효과를 극대화시키기 위해서는 보다 체계적인 실천이 필요하다. 바로, 누구나 실천할 수 있는 손가락 운동, 손가락 요가다

손가락 요가에서는 손을 '노출된 뇌'로 보는데, 손가락에 주는 자극이 뇌를 원활하게 활성화시킨다는 이론이다. 몸을 움직이기 어려운 사람들을 위한 운동법으로 고안된 것이 시작이다.

매우 간단한 동작들이지만 전신 요가를 기초로 하기 때문에 요가와 마찬가지로 뛰어난 건강 효과가 있으며, 무엇보다 어렵거나 번거롭지 않다는 것이 가장 큰 장점이다.

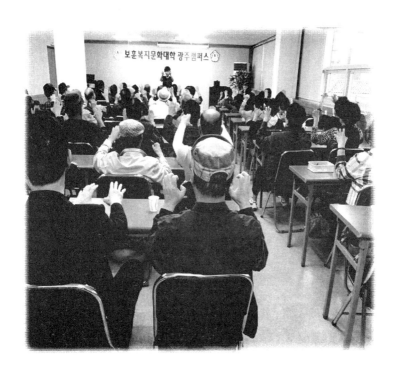

매일 하는
손가락 요가

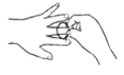

1 가운데 손가락의 손톱 양쪽을 잡고 첫 번째 관절을 좌우로 비튼다.

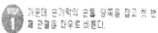

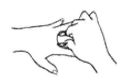

2 가운데 손가락의 밑동을 잡고 관절을 좌우로 비튼다.

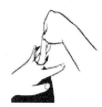

3 손가락 팔을 잡고 숨을 내쉬면서 손가락 밑동을 10번 돌린다. 반대로도 10번 돌린다.

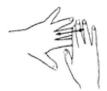

4 가운데 손가락의 등을 문지른다.

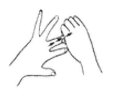

5 손가락 밑동을 잡고 손가락 끝으로 훑어 당긴다. 마지막에는 확 당기면서 놓는다.

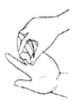

6 숨을 내쉬면서 손가락을 손의 중심으로 접는다.

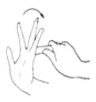

7 숨을 내쉬며 손가락을 꺾어서 반대쪽으로 꺾는다.

154

특히 근력이 현저히 떨어지는 노년기에는 운동기능저하 증후군 등으로 몸을 마음껏 움직이기 어려운 경우가 많은데, 이러한 경우 손가락 요가가 매우 유용한 운동법이라 할 수 있다.

손가락 요가를 할 때 무리해서 세게 누르거나 비틀 필요는 없다. 개인별로 차이가 있으나, 시원하고 기분이 좋아지는 정도라면 적당하다.

손가락을 뒤로 젖히거나 돌리는 등 매우 간단한 동작과 자극만으로도 커다란 효과를 볼 수 있다. 또한 동작마다 필요한 호흡을 신경 써서 효과를 극대화하는 것도 필요하다.

▮ 치매 예방 뇌신경 체조

치매의 발생원인은 현재 까지 알려진 것만도 약 90가지로 매우 다양하다. 그 중 대표적인 것이 퇴행성 뇌 질환에 의한 치매, 혈관성 치매다. 전술한 바와 같이 많은 사람들이 치매와 건망증을 헷갈려 하는데, 잊었던 기억을 되살리는 것이 가능한 건망증과 아예 기억이 지워지는 치매는 다르다.

치매가 발생하면 기억력 감퇴와 더불어 언어장애, 공간 파악 능력 저하, 성격 및 감정의 변화 등이 복합적으로 나타난다. 흔히 알고 있는 알츠하이머 병은 신경퇴행성 질환으로 아직까지 명확한 원인이 밝혀지지 않았다. 이는 전체의 약 60% 이상을 차지하는데, 현재 치료법은 없으나 조기에 발견해 적절한 관리를 지속하면 진행을 늦출 수 있다.

반면에 젊은 층의 치매는 대부분 혈관성 치매다. 대부분 운동 부족과 서구화된 식습관이 주원인이므로, 개인의 노력에 따라 예방이 가능하다. 특히 뇌의 혈액순환을 촉진하고 뇌신경을 보호함으로써, 뇌 기능을 개선해주는 운동이 가장 중요하다.

아래는 보건복지부와 국립중앙치매센터가 개발한 '치매예방운동법 중 뇌신경체조'이다[25].

▌뇌신경 체조의 6단계 운동순서

1. 얼굴 두드리기

2. 눈 감고씹기

3. 볼혀쓰기

4. 소리내기

5. 눈 돌리기

6. 목 돌리기

---

25) 출처; [보건복지부, 국립중앙치매센터] 치매예방운동법 자료 | 작성자 웰니스텍

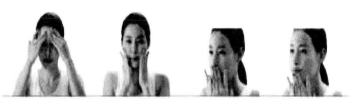

① 양손가락으로 이마눈섬 포함), 볼(콧날 옆), 입술 상부(인중 포함), 턱을 순서대로 2회씩
  부드럽게 마사지합니다.
② 2회 반복합니다.

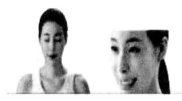

① 4초 간 눈을 꼭 감습니다.
② 4초 간 어금니를 꽉 다뭅니다.
③ ① ~ ② 번을 번갈아 2회 반복합니다.

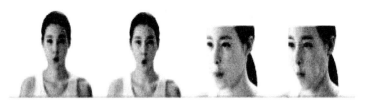

① 입술을 꼭 다물고 양 볼을 최대한 부풀려 4초간 유지합니다.
② 입술을 꼭 다물고 양 볼을 최대한 수축시켜 4초간 유지합니다.
③ 혀로 왼쪽 볼을 최대한 힘껏 민 상태에서 4초간 유지합니다.
④ 혀로 오른쪽 볼을 최대한 힘껏 민 상태에서 4초간 유지합니다.
⑤ ① ~ ④ 번을 순서대로 2회 반복합니다.

치매

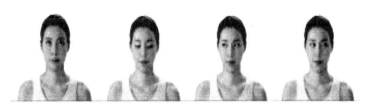

① 얼굴은 정면으로 고정한 상태에서 눈동자만 상 하 좌 우 방향으로 각 2초씩 응시합니다.
② 얼굴을 정면으로 고정한 상태에서 눈동자를 시계방향으로 4초에 걸쳐 회전합니다.
③ 얼굴을 정면으로 고정한 상태에서 눈동자를 반시계방향으로 4초에 걸쳐 회전합니다.

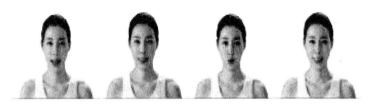

① 아 · 오 · 우 · 이를 4초에 걸쳐 순서대로 소리내어 발음합니다.
② 2회 반복합니다.
③ 크게 소리내어 '라라라, 마파마, 카카카, 라파카'라고 외칩니다.
④ 3회 반복하며, 첫 번째 시행에서는 강세를 첫 번째 글자에 두고, 두 번째 시행에서는 강세를
   두 번째 글자에 두고, 세 번째 시행에서는 강세를 세 번째 글자에 두어 외칩니다.

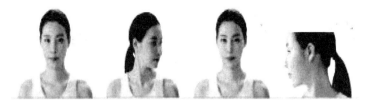

① 정면을 응시한 상태에서 고개를 오른쪽으로 최대한 돌려서 2초간 유지합니다.
② 고개를 다시 원위치로 돌려 정면을 2초간 응시합니다.
③ 고개를 왼쪽으로 최대한 돌려서 2초간 유지합니다.
④ 고개를 다시 원위치로 돌려 정면을 2초간 응시합니다.
⑤ ① - ④번을 순서대로 2회 반복합니다.

[보건복지부와 국립중앙치매센터가 개발한 '치매예방운동법']

치매의 치료법

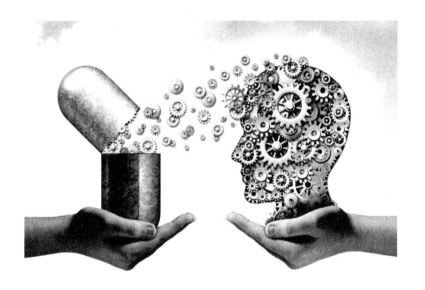

『 뇌는 다른 장기와 달리 관찰이 어렵고 수많은 뇌신경세포와 혈관이 빽빽하게 얽혀있어 치매는 아직 발생원리조차도 완벽히 규명되지 못한 질환이다. 그런데 미국 대학에서 한국인 교수 2명이 각기 새로운 치매치료의 길을 열어가고 있어 향후 치매치료에 청신호가 켜지고 있다.』

전통의학의 치료법

▋한의학의 치매치료제

치매는 발병이전의 조기진단이 매우 중요한 질환이다. 한의학은 치매 이전의 건망, 경도인지장애 치료에 많은 장점을 가지고 있다. 이 부분에 있어서 적극적인 치매사업 확대가 필요하다고 할 수 있다.

치매는 임상에서 만성적 경과 중에 한의원이나 한방병원에서 정기적으로 치료와 관리를 받고 있고, 임상적, 가족치료 부분에서도 더 만족도가 높다는 의견도 있으며 선호도가 높은 편이다.

그런 면에서 우리나라 국가 치매 정책의 기본 방향 설정에서 한의사들의 참여가 제한되어있는 편이라고 볼 수 있는데 이것은 좋은 의료재원을 활용하지 못하는 커다란 손실이다.

현재 한의계에서 2008년 이후 치매 치료제로 IND 허가를 받은 품목이 육미지황탕가미(경희대), 장원환가미(원광대), 총명탕가미(대전대), 소합향원가미방(동국대) 이렇게 4개이다.

한약 치매 치료제로 IND 허가를 받은 품목	
품목명	개발 대학
육미지황탕가미	경희대 한의대
장원환가미	원광대 한의대
총명탕가미	대전대 한의대
소합향원가미방	동국대 한의대

[IND 허가를 받은 한방 치매 치료제]

위에 제시된 약물들은 표에서 알 수 있듯이 모두 국내 각 한의과 대학 교수 연구팀들이 주축이 되어 연구 개발한 한약제제이다.

이들은 모두 임상에서 검증하여 효과 있는 것을 기본 처방으로 하여 개발한 약물들이다.

치매 치료와 한의학과의 연계는 우리보다 앞서 고령화 사회에 진입해서 치매에 대한 연구를 가장 많이 하는 나라에 하나인 일본이 어떻게 치매 환자를 관리하고 있는가를 보면 알 수 있으며 이를 타신지석으로 삼아야 할 것으로 생각된다.

<참고> 불경의 경문을 베끼면 노년성 치매를 방지한다[26].

일본의 산구현(山口縣)에 있는 노인병원에 근무하는 간호사들은 매일 불경의 **경문을 베끼는 노년인들의 정신이 더욱 또렷하고 기억력이 양호**함을 발견하였다.

일본의 동북대학(東北大学) 천도륭태(川島隆太) 교수 연구팀은 1,000 명의 노인들을 상대로 각종 행위 시 대뇌의 혈류량을 측정하였다. 측정결과 매일 불경의 경문을 베끼는 노인들의 전두엽과 두정엽의 활약정도는 최고에 도달되었다.

천도(川島) 교수는 매일 불경의 경문을 베끼는 노인들의 대뇌의 활동은 민첩했으며 심령의 위로를 받으므로 인하여 우량한 생활태도를 지니고 있었다고 보고 하였다.

또 불경의 경문을 베끼고 있는 동안 노인들은 뜻있고 보람 있는 일을 한다고 생각하고 있다고 말했으며, 자손들의 번영과 평안을 기원하기 때문에 마음의 평안을 얻는다고 말했다.

일본의 백화점에는 노인들의 요구로 인해 "사불경경문방지치매(写佛経經文防止痴呆)"라는 세트를 팔고 있다. 이것은 노인들이 잘 볼 수 있는 큰글씨로 쓰여진 불경의 경문(经文)과 붓과 볼펜과 종이 등이 들어있고 인기리에 판매 중이라고 한다.[27]

---

26) 일본의 每日新聞에 불경의 경문(经文)을 베끼면 노년성 치매를 방지할 수 있다는 기사 인용
27) [출처] 불경(佛经)의 경문(經文) 베끼기와 노년성(老年性) 치매(痴呆) 방지 | 작성자 돌선생

▌치매치료제로 주목받는 억각산

일본에서는 치매의 대표적인 인지능력 개선제인 아리셉트 처방약보다 억간산이라는 한약제제를 더 선호한다고 하였으며 국내에서도 이에 대한 연구가 활발하다. 다음은 매일경제지에 실린 "억간산, 노인 치매 증상 개선에 효과 있다"는 제목의 기사 내용이다.

〈「억간산」 등 한방약물이 노인 치매 증상을 개선하는 데 효과적인 것으로 나타났다. 대한한의사협회 측은 지난 4월 `신경심리약리학과 생물정신의학의 발달(Progress in Neuro-Psychopharmacology and Biological Psychiatry)`이라는 학술저널에 이 같은 내용의 연구결과가 실렸다고 7일 밝혔다.

이 학술저널에 따르면, 4주 동안 하루 3회씩 알츠하이머형 치료제(donepezil)와 함께 한약물 「억간산」을 투여 받은 환자군(29명)은 치료제만을 투여 받은 환자군보다 더욱 빠르게 정신행동증상이 개선된 것으로 나타났다.

「억간산은 스트레스를 완화시키고 뇌를 안정시키는 약물로 알려져 있으며 한방에서는 정서적 장애, 두통 등 증상을 보이는 환자에게 처방해왔다.〉

「억간산은 명대 활동했던 의가인 설개 부자(父子)의 저서인 '보영촬요'에 수록된 처방이다. 구성은 조구등, 백출, 백복령,

당귀, 천궁, 시호, 감초 등이 된다.

원서에서 이 처방은 소아의 간허열(肝虛熱)로 인한 경련, 혹은 담열(痰熱)로 인한 이갈이에 주로 사용하며 놀라서 생기는 가슴 두근거림 및 한열, 수면 시 보이는 불안과 같은 증상들 혹은 구토와 가래, 복부팽만 및 식사량 감소와 같은 증상들에도 사용해 볼 수도 있다고 하였다.

이렇듯 설씨 부자가 이 처방을 처음 고안했을 당시에는 간허열, 담열이란 한의학의 이야기 구조를 바탕으로 선택할 수 있는 소아의 몇몇 증상군에 대한 약에 불과했다.

하지만 현대 한의학에서는 누적된 임상례와 관련 연구들을 통해 이러한 진정작용을 좀 더 넓은 범위로 확장해서 사용하는 추세다.

처방구성 중 조구등의 유래물질과 함께 감초 유래물질의 장관 대사물인 18베타-글리시르레틴산(18β-glycyrrhetinic acid)이 뇌혈관장벽을 통과한다는 연구들이 있다. 또 이러한 사실에 기반을 두고 이 처방이 주요 신경전달물질에 영향을 끼치는 신경약물학적인 효과를 가늠해 볼 수 있다.

임상에 있어선 최근까지 「억간산」이 치매환자의 행동심리증상에 효과를 보이는지에 대한 연구들이 이어지고 있다. 관련된 연구 자료를 모아 매타분석한 자료를 보면 치매환자의 망각, 환각, 초조 · 공격성과 같은 증상 및 ADLS와 같은 일상생활척도에 있어 유의미한 변화를 불러온다는 것을 알 수 있다.

일본신경학회에서 2010년에 발표한 치매 치료 가이드라인에는 **치매에 대한 대표적인 처방인 억간산과 조등산을 추천**하고, 혈관성 치매 증상에 있어서 각종 한약제제 처방도 도움이 된다는 것을 소개했다.

지금도 일본을 중심으로 한 동북아의 전통의학 연구자들이 「억간산」에 대해 많은 관심을 가지고 있다. 앞으로 많은 연구결과가 축적돼 치매환자 등의 건강과 삶의 질이 개선될 수 있을 것이라 기대한다.

▌전통의서의 치매에 대한 언급과 처방

치매의 원인과 치료법에 관해 전통적인 의서를 살펴보면 황제내경에 유사한 증상에 대한 언급이 있다. 황제내경은 BC 200년경에 만들어진 책으로, 음양오행 사상에 기초해 고대 자연철학의 의학 이론과 침구 이론을 서술했다.

'황제(黃帝)'는 황하 유역에 살았던 전설적인 인물이며, '내경(內徑)'이란 내과를 다룬 의서라는 뜻이다. 내용은 병의 근원을 묻는 「소문(素問)」과 침구와 뜸을 다룬 「영추(靈樞)」의

2부분으로 나누어져 있는데, 전자가 주를 이룬다.

황제와 신하의 문답 형식을 취하고 있는데 다음은 소문과 영추에 언급된 치매와 관련된 내용이다.

「素問 · 脈要精微論」에 《言而微 終日乃復言者 此奪氣也》라고 하여 탈기(奪氣)가 원인이므로 익기(益氣)하여야 한다고 하였다.

여기서 말하는 익기(益氣)는 기를 보하는 보기(補氣)와 같은 말이다. 보기의 대표적인 처방은 십전대보탕(十全大補湯)이다.

◎ 십전대보탕(十全大補湯) 복령 · 감초로 이루어진 사군자탕(四君子湯)과 숙지황 · 당귀 · 천궁 · 백작약으로 이루어진 사물탕(四物湯), 그리고 황기 · 육계로 분석할 수 있다. 특히 사군자탕은 보기(補氣)의 가장 대표적인 처방으로 널리 쓰인다.

「靈樞 · 千年篇」에서는 《六十歲 心氣始衰 苦憂悲 血氣懈惰 故好臥 ...... 八十歲 肺氣衰魄離 故言善誤》라고 하였다. 이는 노화에 따른 장부기능의 쇠퇴가 정신장애를 유발하므로 보익(補益)하여야 한다고 하는 것이다.

그밖에 유명한 고대의서인 「醫宗必讀」에서는 건강의 치료에 있어서 사려과도로 인한 것은 귀비탕(歸脾湯), 정신쇠권(衰倦)으로 인한 것은 영지고(寧志膏)를 활용하고 담미심궁(痰迷心窮)에는 도담탕(導痰湯), 심신불교(心腎不交)로 인한 건망(健忘)은 주작환(朱雀丸)을 활용한다고 하였다.

◎ 귀비탕(歸脾湯)은 목향 2g, 감초 1g, 생강 3쪽, 대추 2개로 이루어져 있으며, 여기에 시호(柴胡)・치자(梔子)를 각 4~7g을 더하면 본래의 적응증에 열이 있을 때 사용하는 '가미귀비탕'이 된다. 이 처방은 부작용이나 습관성이 없으므로, 고질적 불면증이나 신경쇠약 등에 많이 활용되고 있다.

◎ 소자도담탕(蘇子導痰湯)은 소자도담항기탕(蘇子導痰降氣湯)에서 전호(前胡)와 적복령(赤茯苓)을 빼고 만든 것이다. 처방은 소자(蘇子) 8g, 반하(半夏)・당귀(當歸) 각 6g, 남성(南星)・진피(陳皮) 각 4g. 피를 맑게 하며, 진피로 거담(祛痰)・진해(鎭咳)를 하고 후박으로 폐와 기관지가 부은 것을 내리게 한다.

「辨證奇聞」 매병(呆病=癡呆)편에서는 《大若其始也 起於 肝氣之鬱 其終也 有於胃氣之衰 肝鬱節木 克土而之法 開其鬱結 逐其痰 健其胃 以通其氣 則心地光明 而呆景盡散矣 方用洗心湯》 이라 하여 매병은 간위의 질환으로 간울(肝鬱)을 풀고 담

을 없애며 위기를 건전하게 해야 한다고 하였다.

▌치매와 혈어와의 관계

장중경의 《상한론잡병(傷寒論雜病)》에는 하초축혈이 사람으로 하여금 광증을 발하게 한다고 하고 하어혈탕(下瘀血湯), 도해승기탕(桃垓承氣湯), 저당탕(抵當湯)으로 광증(狂症)을 치료한다고 했는데 이것이 후세에 전광(癲狂)이 혈어(血瘀)와 관계있다는 것으로 발전하게 되었다.

혈허는 혈액이 부족하거나 혈의 유양기능의 감퇴로 장부와 백맥에 영향을 주지 못해 생기는 병리상태를 말한다.

근대에 이르러 치매의 발생이 뇌순환장애와 전뇌결혈(全腦缺血)과 유관하다는 것과, 전뇌혈류량의 항저정도(降低程度)와 치매의 심한 정도가 정비례한다는 것이 증명되었다.

따라서 치매는 알츠하이머든 혈관성이든 뇌에 혈액공급이 문제가 되므로 치매의 발생과 어혈은 밀접한 관계가 있고 매우 유의미한 관계가 있음이 분명하다.

치매의 발생은 내상칠정(內傷七情)[28]과 밀접한 관계가 있

---

28) 칠정은 인체의 외부에서 들어오는 육기(六氣)와는 달리 연관된 내장에 직접적

다. 기혈은 신지활동(神志活動)의 물질기초이므로 신위혈기지성(神爲氣血之性)이라는 설이 있고 기혈이 충분하면 신지청참(神志淸慚) 정방충포(精方充飽)하다.

《소문(素門)·팔정신명론편(八正神明論篇)》에 '혈기자(血氣者), 인지신(人之神)' 이라고 했고, 《영추(靈樞)·평인절곡편(平人絶穀篇)》에서는 '혈맥화리(血脈和利), 정신내거(精神乃居)' 하고 하였다.

이는 모두 혈기와 신지의 관계가 밀접하다는 것을 말해주고 있다. 노년인이 혹 사려불수(思慮不遂)하거나, 혹은 희노경공(喜怒驚恐)한 것은 모두 심비간담(心脾肝膽) 등이 손상되어 이로 인해 장부기능이나 음양실조하여 기체, 혈어, 담응(痰凝)이 심궁(心窮)을 몽민(蒙憫)하여 신지가 실상 되었기 때문이라고 볼 수 있다.

인 영향을 주어 병증을 일으키므로 내상칠정(內傷七情)이라는 표현도 사용함

▓ 노년의학과 치매의 중의요법

노년성 치매는 전체 치매에서 절반 이상이며 이로 인해 노년의학에서 매우 심대하고 중요한 과제로 대두되고 있다.

북경에서 1990년 열린 전국노년치매학술대회에서 노년매병의 진단 법위와 치료효과 기준 등이 모두 정해져 중의치료의 비교적 정확한 규정이 마련된 바가 있다.

현대의학은 치매의 진단 시 도움을 주는 것으로 뇌전도 상 미난성(彌漫性) 대칭성 만파가 나타나는 것과 뇌CT상 뇌실증관과 피질위축을 들고 있다.

일반적으로 노년매병(老年呆病)은 중의의학에서 정지병(精志病)의 범주에 속하는데 대체로 정신과 지능의 이상에 관한 표현이 많다.

이러한 근거를 바탕으로 판단해 볼 때 이 병의 진단은 모두 정감(情感 =감정, 판단, 계산)과 행위(실어, 실용)장애 등에 의거 한다고 할 수 있다.

그래서 노년성 치매에 대한 중의요법은 정지병(精志病)을 다스리는 데에 주안점을 두고 있다고 할 수 있을 것이다.

■ 노년치매의 병인병기(病因病機)

병인병기론(病因病機論)에서 병인(病因)은 병을 일으키는 원인을 말하고 병기(病機)란 병이 발생하는 변화의 기전을 말하는 것이다.

중국에서는 노년매병의 병위(病位)가 뇌와 심신간비(心神肝脾) 등의 실조와 긴밀한 관계가 있다고 보고 있다.

이것은 즉, 기(氣), 혈(血), 담(痰), 울(鬱), 화(火) 등의 병사(病邪)가 정혈훼손(精血毀損) 뇌수공허(腦髓空虛), 원기부족(元氣不足) 등을 조성한다고 하였다.

여기에서 특별한 점은 심신훼손(心神毀損)과 어혈내조(瘀血內阻)이다. 노년매병의 중의요법은 그 병인병기를 다음과 같이 파악하고 있다.

1) 심신양허(心身陽虛) ;

사려과도로 구울적우(구울적우), 상심비(상심비)에 나이가 많아져 몸에 약해지면[年高体弱] 기혈이 쇠소(衰少)하여 심신을 함양(涵養)할 수 없게 되므로 신기부족(神氣不足), 의사불청(意舍不淸), 정신혼분(情神昏憒)하게 된다.

2) 담조혈어(痰阻血瘀) ;

노년인이 기허하여 운화기능(運化機能)이 약해지면 수습이 모여 담을 이루고 기허로 혈어가 생겨 담응조궁(痰凝阻窮)하면 심뇌실양(心腦失養)하고 신지몽민(神志蒙憋)하여 병이 생긴다.

3) 간신허손(肝腎虛損) ;

간장혈(肝臟血) 주소설(主疏泄)하고 신장정(腎臟精) 생진(生津)한다. 을계동원(乙癸同源)으로 간혈신정(肝血腎精)이 서로 자생(資生)한다.

노년신허(老年腎虛) 신정부족(腎精不足)하면 수(髓)를 생성하지 못하고 간혈(肝血)의 모손(耗損)까지 겹치면 정(精)을 화생(化生)하기 어렵다.

혹 중년에 방로부절(房勞不節)이나 상처를 크게 입어 간신(肝腎)을 손상 입으면 뇌해(腦海)가 공허(空虛)해지고 정혈(精血)이 뇌를 영양(營養)하지 못한다.

4) 음허와염(陰虛火炎) ;

원래 간신음허(肝腎陰虛)하면 음허가 내열(內熱)을 생하여 화염(火炎)이 지성(識盛)하면 담화(痰火)가 심신을 요동케 하여 신불수사(神不守舍)하게 되니 신지(神志)가 착란(錯亂)된다.

▌노년 치매의 침구치료

1. 침자요법

주혈 ; 백회(百會) 뇌호(腦戶) 풍지(風池) 대추(大推) 단중
(檀中) 신문(神門) 대릉(大陵)

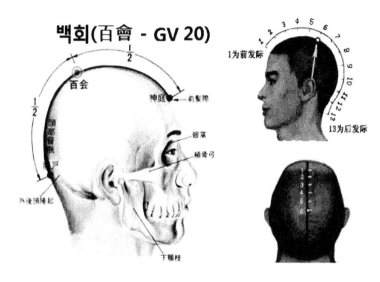

[백회혈의 위치]

배혈 ; 심비양허(心脾陽虛)-심유(心兪) 궐음유(厥陰兪) 비유
(脾兪) 족삼리(足三里)

담저혈어(痰咀血瘀)-풍융(豊隆) 공손(公孫) 합곡(合谷) 삼
음교(三陰交)

음허화염(陰虛火炎)-인중(人中) 노궁(勞宮) 후계(後溪) 대종(大宗) 복류(復溜) 행간(行間)

방법- 일반적으로 주혈을 3~4혈 취하고 증상에 따라 배혈을 2~3차 취한다. 임독맥을 제외하고는 양측혈 모두를 취한다. 자침 득기 후에 제압(提押) 염좌보법(捻挫補法)을 행한다. [행간혈(行間穴)을 사(寫)한다]

15분간 유침(留針)하는데 배유혈(背兪穴)은 유침시키지 않는다.

격일 1회 치료하고 15회 치료하는 것을 한 요정(療程)으로 삼는다. 한 요정(療程)이 지난 후에 5일간 쉬고 다시 한 요정에 들어간다.

2. 혈위주사법

방법 1. ; 당귀주사액을 신유(腎兪) 족삼리에 각 1ml씩 매일 1회 주사하고 20회를 한 과정으로 한다. 본 치료법은 다발경색성(多發梗塞性) 치매에 많이 사용한다.

방법 2. ; 乙선곡선안 주사액을 아문(瘂門) 풍지(風池) 신유혈(腎兪穴)에 각 1ml씩 주사하는 데 격일에 1회씩 20회를 한 과정으로 삼으며, 뇌위축자에게 많이 이용한다.

▊노인성 치매의 중의학적 치료예

임상례1 張某, 남, 88세

본 환자는 5년 전부터 노년치매증을 가지고 있었다. 진료상 신피핍력(神疲乏力), 표정매판(表情매板), 목불식인(目不識人), 보행불은(步行不穩) 발음불청(發音不淸)대변난(大便難) 소변실금(小便失禁) 자한(自汗) 근기억력소실(近記憶力消失) 계산불능(計算不能) 독서불능(讀書不能) 등의 증상이 있었고 설질담(舌質淡) 설체반(舌體胖) 태백 (苔白)맥침세무력(脈沈細無力)했다.

이는 연로하여 신체가 약해지고 신기가 쇠한데다가 지병으로 정혈이 이미 훼손되어 뇌수가 공허하고 신명이 실영되어 치매가 온 것이다. 치료 시에는 비신을 함께 보하고 익기양혈해야 한다.

처방으로는 태자삼(太子蔘) 30g 야우술(野于鉥) 10g 흑지마(黑芝麻) 30g 육종용(肉從容) 30g 당귀(當歸) 10g 지각(知覺)10g 계내금(谿內金) 10g 인데 이를 10첩 복용 후 증상이 다소 개선되었다. 그런데 수지마목(手脂痲木)증상이 새로 생겨서 황기(黃棄) 30g 도인(桃仁) 10g 홍화(紅花) 10g을 가미하여 14첩을 복용한 후에 증상이 호전되었다.

6개월간 복용한 후 모든 증상이 현저히 개선되었는데, 신피핍력(神疲乏力)이 개선되었고 언어도 정상화되었으며 대변통장, 식인가능, 보행가능, 식음을 하게 되었다.

평소에 잠만 자려던 것이 나아졌으며 자한이 감소하게 되고 근기억력도 회복된 감이 있었다. 숫자도 30까지는 셀 수 있게 되었고 50이내의 가감계산을 했으며 신문표제를 읽을 수 있게 되었고 간단한 문자를 쓸 수 있었다.

임상례2　崔某, 남, 80세

치료를 시작하기 전에 이미 3년간 치매증상을 나타내고 있었다. 진료 시에 의식모호(意識摸糊) 표정치매(表情癡呆) 이변실금(二便失禁) 원근기억력소실(遠近記憶力消失) 불능정확수수급계산(不能正確數數及計算) 열독서사능력소실(閱讀書寫能力消失) 설질담홍(舌質淡紅) 맥세활(脈細滑)했다.

이는 모두가 연로하여 신체가 약해지고 비위(脾胃)가 손상을 입어 운화기능(運化機能)을 상실하여 습담(濕痰)이 생겨 위로 청구를 막아 치매에 이른 것이다.

이진탕(二陣湯) 가감을 주었는데 약으로는 청반하(淸半夏) 30g, 진피(陳皮) 6g, 복령(茯苓) 12g, 창포(菖蒲) 10g, 죽여

(竹茹) 8g, 단삼(丹蔘) 30g, 천궁(川芎) 8g, 항국화(杭菊花) 8g 이다.

7첩을 복용한 후에 의식이 맑아지고 친우를 알아보고 식사량이 조금 늘었으며 이변실금(二便失禁)이 호전되었다. 그러나 때때로 두통이 격렬하며 설질담홍(舌質淡紅)하고 백태황미부(白苔黃微賦)하고 맥활수(脈滑數)했다.

이는 담습어구(痰濕瘀久)가 열로 화하여 간기상충(肝氣上衝)을 동반하여 생긴 증상이므로 치료시는 거담화습을 위주로 해야 하고 청열평간(淸熱平肝)하는 약물을 참조하여 가미한다.

처방으로는 죽력(竹瀝), 반하(半夏), 죽여(竹茹), 복령(茯苓), 지각(知覺), 창포(菖蒲) 각 10g, 영양각분(羚羊角粉) 0.6g, 생용골(生龍骨) 단삼(단삼) 각 15g, 천궁(川芎) 8g 인데, 이것을 21첩을 복용한 후에 증상이 매우 호전되었다. 두통 후중담명성(喉中痰鳴聲)이 모두 없어지고 식사량이 증가했으며 이변(二便)도 정상적으로 되었다.

원근기억력(遠近記憶力)이 회복되었고 타인을 식별할 수 있게 되고 30 이내의 수를 정확히 셀 수 있었으며 40 이내의 가감산도 가능하였다. 신문도 읽고 간단한 문자를 쓰게 되었다.

▌ 현대의학과 치매치료제

치매에는 아직 확실하고 효과적인 치료법이 확립되어 있지 않다. 지금까지 뇌부활제, 뇌순환대사 개선제, 영양제 등 약제를 사용해 왔는데, 뇌순환대사 개선에는 그 효과가 재검토되면서 사용이 금지된 상태이다.

인구 고령화로 인해 대표적인 노인성질환인 치매 관련 의료비가 크게 늘어날 것으로 예상되면서 관련 치료제 개발이 활발하게 이뤄지고 있다.

하지만 아직 전세계에서 개발된 효과적인 치매치료제는 없다. 치매치료제는 다른 치료제에 비해 실패 확률이 높고 개발이 까다롭다. 2003년 머츠의 '나멘다'가 미국 FDA로부터 승인받은 후 십수년이 지났지만 새로 허가된 사례가 없을 정도다.

미국 식품의약국(FDA)으로부터 허가받아 현재 시판 중인 알츠하이머병 치료제는 에자이의 '아리셉트', 노바티스의 '엑셀론', 머츠의 '나멘다', 존슨앤존슨의 '라자딘'등 4개에 불과하다.

가장 먼저 개발된 워너 램버트의 '코그넥스'는 1994년 미 FDA의 허가를 받았지만 현재는 사용되지 않고 있다.

하지만 이들 약들은 증세를 완화하거나 치매의 진행속도를 다소 늦출 뿐이며 치매의 근본원인인 뇌세포 손상을 최소화시키

178

는 약이라 치매 치료제로서는 역부족이다.

치료제 개발이 지연되면서 알츠하이머병으로 인한 사망자 수도 늘고 있다. 미국의 경우 2013년 뇌졸중과 심장질환, 전립선암으로 인한 사망건수가 2000년에 비해 각각 23%, 14%, 11% 감소했지만 같은 기간 알츠하이머병으로 인한 사망건수는 71% 증가했다.

이는 알츠하이머병이 다른 질환과 비교해 임상연구나 신약개발이 미흡하다는 사실을 보여주는 것이다. 국제알츠하이머협회는 2025년에 알츠하이머병의 발병을 5년 지연시키는 신약이 허가될 경우 2050년에 치매 환자 수가 40% 감소하고 의료비용도 3,670억달러 절감할 수 있을 것으로 전망했다.

그럼에도 불구하고 아직 알츠하이머병 치료제 개발이 더딘 것은 임상시험에서의 실패율이 높기 때문이다. 그동안 수많은 글로벌 제약사들은 치료제 개발에 뛰어들었으나 대부분 마지막 단계인 임상 3상에서 실패했다.

치매를 유발하는 베타아밀로이드의 생성을 억제하는 신약에 대한 임상시험도 2001년에 이르러서야 시작됐고 현재까지 이와 관련된 임상시험은 대부분 실패했고, 개발된 신약도 아직 없다.

미국 클리블랜드 클리닉 뇌건강센터의 제프리 커밍스 박사에 따르면 알츠하이머병의 임상 실패율은 99.6%에 달한다. 커밍스 박사가 2002~2012년 사이에 개발된 치매치료 신약 413개의 임상시험 자료를 조사한 결과 FDA의 품목허가를 받은 경우는 단 1건에 불과했다.

미국 제약협회에 따르면 1998년부터 2014년까지 실패한 알츠하이머병 파이프라인 수는 123건인 반면 신약 허가 수는 4건에 불과하다. 전체 신약 개발 임상 2상, 3상 실패율(2006~2015년)은 각각 69%, 42%다. 이는 알츠하이머병 신약 개발이 얼마나 어려운지 알 수 있는 대목이다.

▌국내제약사들의 치매치료제개발

국내 제약사들은 글로벌 제약사들이 실패한 영역인 천연물 등을 이용한 치매 치료제 개발을 시도하고 있다. 천연물 치매치료제 개발에 가장 적극적인 동아ST는 국내 제약사 중에는 최초로 2013년 민간 주도의 치매 전문 연구센터인 '동아치매센터'를 설립했다.

이곳에서는 동아에스티, 삼성서울병원, 차의과대학, 한국파스퇴르연구소와 함께 치매환자 유래 역분화 줄기세포를 이용한 치매질병모델을 개발해 치매의 진단 및 평가에 활용할 수 있는 플랫폼기술을 구축하는 연구를 진행하고 있다. 향후 새로운 치매 타깃을 발굴할 수 있을 것으로 기대하고 있다.

또한 동아ST는 천연물 소재를 기반 치매치료제 'DA-9803'의 전임상을 마치고 미국 제약사 '뉴로보 파마슈티컬스'에 지분 2 수령하는 조건 등으로 하여 기술수출을 했다. 이에 따라 'DA-9803'에 대한 개발은 뉴로보사가 전적으로 담당한다.

일동제약도 천연물 기반 치매치료제 후보물질 'ID1201'의 임상 2상을 진행 중이다. 'ID1201'은 멀구슬나무의 열매인 천련자에서 추출한 천연물로 치매의 주요 발병 원인을 억제하고 신경세포를 보호하는 작용을 보여 새로운 치매치료제로서 가능성을 높이고 있다. 'ID1201'은 동물 시험에서 치매의 다양한 원인들을 차단해 인지기능을 개선하는 것으로 나타났다.

메디포스트는 동종 제대혈유래 중간엽줄기세포를 주성분으로 한 '뉴로스템'을 개발 중이다. 지난 2월 미국 식품의약국(FDA)으로부터 경도 및 중등도 알츠하이머병 환자를 대상으로 '뉴로스템'의 임상시험계획을 승인받고 준비 중이다. 국내에서도 삼성서울병원에서 임상 1·2a상을 진행 중이다.

메디포스트는 2012년부터 5년여에 걸쳐 보건복지부의 줄기세포재생의료 실용화 컨소시엄 사업 과제의 지원을 받아 뉴로스템의 국내 및 해외 개발을 진행해 왔다.

동국제약은 1회 투여로 1개월간 약효가 지속되는 '도네페질

데포' 개발을 위해 2015년 말 식품의약품안전처로부터 임상 1상을 승인받고 현재 개발 중이다.

대화제약도 도네페질로 치료를 받고 있는 경증 내지 중등증의 알츠하이머성 치매 환자를 대상으로 한 'DHP1401'의 임상 2b상을 진행 중이다.

차바이오텍은 태반줄기세포 유래 알츠하이머병 치료제 'CB-AC-02'의 임상 1·2a상을 진행 중이다. 이는 태반 조직에서 추출한 줄기세포를 이용해 대량배양 기술과 세포동결 기술을 통해 기성품 형태로 공급하는 동결 세포치료제다. 또 정맥주사 방식으로 투여돼 기존 뇌수술을 필요로 하던 투여 방식에 비해 위험 부담을 덜어줄 것으로 기대된다.

이밖에도 대웅제약, 제일약품 등도 치매치료제 개발을 위한 초기 임상을 진행 중이다. 이들 치료제 개발은 현재 임상 1상~2상 단계기 대부분이라 상용화까지는 시간이 걸릴 것으로 예상된다.

전문가들은 치매치료 신약 개발이 더딘 것과 관련 알츠하이머병에 대한 정보가 부족한 데다 성공률이 지나치게 작아 막대한 비용이 소요되기 때문이라고 지적하고 있다.

최근 15년 동안 실패한 임상시험은 120여건에 달하고 대부분 후기 임상단계에서 중단돼 막대한 손실이 발생했고 알츠하이머병 신약개발이 후기 임상단계에서 주로 실패하는 이유는 초기 임상단계에서 효능 · 안전성 등이 충분히 검증되지 않은 상태에서 다음 단계로 진행시키기 때문으로 분석 된다.

'치매' 신약개발에 도전했던 수많은 다국적 제약사들이 지난 수십년간 임상시험 문턱에서 쓴맛을 봤다. 인간의 복잡한 뇌구조 때문에 동물실험에서 치료효과를 확인했더라도 사람 대상의 임상시험에선 통하지 않았다.

뇌는 일반 다른 장기와 달리 관찰이 어렵고 수많은 뇌신경세포와 혈관이 빽빽하게 얽혀있어 치매는 아직 발생원리조차도 완벽히 규명되지 못한 질환이다. 일부 전문가들이 '치매'를 '영원한 난제'로 지칭하는 이유도 이 때문이다.

그런데 미국 대학에서 한국인 교수 2명이 각기 새로운 치매치료의 길을 열어가고 있어 향후 치매치료에 청신호가 켜지고 있어 다음에 그 내용을 소개한다.

▋'인공치매뇌' 칩 개발로 치매정복

최근 한국인 과학자가 이를 해결하기 위한 실타래를 풀어 주목받고 있는데, 인공치매뇌' 칩을 개발한 조한상 미국 노스캐롤라이나주립대학교 기계학과 교수로 향후 치매치료에 전기를

마련할 것으로 보인다. 자신이 개발한 '인공치매뇌' 칩에 대해
"알츠하이머 치매 정복에 큰 역할을 하게 될 것"이라고 자신
했다고 한다.

하버드 의과대학과 공동으로 알츠하이머 치매환자의 뇌속과
유사하게 구성한 '인공치매뇌'를 손톱만한 칩을 세계 최초로
만드는데 성공했다.

이 칩은 치매신약을 개발하고 치매 원인을 규명하는데 사용된
다. 이 때문에 최근 미국과 한국 산·학계 등에서 큰 주목을 받
고 있다29).

현재 UC 샌프란시스코, 다국적제약사 머크(MSD)·GSK와도
추가 공동연구 계약을 추진 중이며 서울대 의대 등과도 차기
모델 개발을 공동연구에 들어갈 예정이라고 한다.

치매는 발병 과정이 복잡하므로 실험용 치매모델 실험쥐는 단
순히 특정 치매단계에 머물러 있고 사람 뇌하고 복잡성이 달
라서 실제 임상시험에서 약물작용 결과가 다르게 나올 수밖에
없다. 그래서 조 한상 교수는 사람의 뇌세포를 심어놓은 칩을
개발하기로 작정한 것이다.

---

29)   이 칩에 대한 연구논문 '인간 알츠하이머병에서의 신경퇴행과 신경염증
     3차원 모델'은 지난 6월 세계적인 뇌과학 학술지 네이처 뉴로사이언스
     에 실렸다.

마치 치매환자의 뇌처럼 만들어놓은 이 칩에 치매 치료물질을 투여한 뒤 현미경으로 효과를 관찰할 수 있다. 이 칩으로 치료 효과를 확인한 뒤 동물실험과 임상시험을 진행하면 치매치료 제를 좀 더 빠르게 개발할 수 있을 것이라고 주장한다.

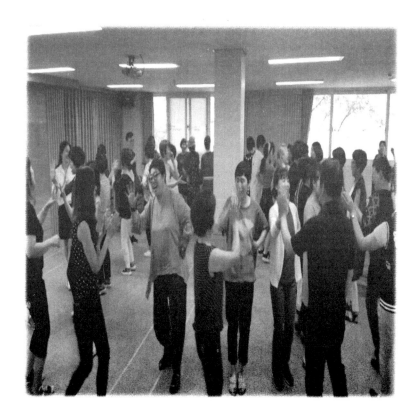

실제 치매환자 뇌처럼 만들어진 칩

넓이 1.5X1제곱센티미터(cm²)로 손톱크기에 불과한 이 칩은 PDMS(실리콘 계열 신축성 고무) 재질로 만들어졌다.

이 칩 안에 심어진 뇌세포를 통해 치매원인 '베타 아밀로이드' 분비와 이를 제거하는 성상교세포와 미세아교세포가 활성화되는 과정 그리고 뇌세포가 죽을 때 분비되는 '타우' 물질 침전 등을 관찰할 수 있다.

조한상 미국 노스캐롤라이나주립대학교 기계학과 교수는 반도체칩 개발기술로 만든 이 칩의 크기와 여기에 들어가는 각 세포들의 성장 크기가 딱 들어맞아 가능했다고 한다.

신약물질을 이 칩에 떨어뜨리면 어느 단계에서 약물이 반응을 하는지 현미경으로 세포를 관찰할 수 있다는 것이다.

다양한 치매 원인분석과 약물 치료효과 극대화 해결을 위해 뇌속 약물 전달 경로인 '혈관 뇌장벽'(BBB, blood-brain barrier) 관련 칩 연구 등을 진행하며 치매정복을 위한 퍼즐을 맞춰나가고 있다.

▌뇌 회로 연구로 뇌질환 치료 전기 마련

또 한 가지 치매 치료의 획기적인 전기를 만들어 낸 연구가 있는데 미국 스탠퍼드대 이진형 교수가 파킨슨병 유발하는 뇌 회로 발견한 것이다.

그는 "글로벌 제약사들이 치매 치료제 개발에 잇따라 실패한 것은 뇌가 회로라는 사실을 무시했기 때문입니다. 스마트폰이 고장 났는데 회로를 보지 않고 이물질만 빼내려고 하는 식이 었습니다."라고 말하였다.

이 교수는 엔지니어답게 기존 뇌과학자들과 전혀 다른 접근을 했다. 신체 다른 곳에 생긴 질병은 한 세포만 연구해도 치료제 를 만들 수 있었다. 하지만 뇌는 수많은 신경세포가 서로 신호 를 주고받는 네트워크를 이루고 있다.

이 교수는 전자제품을 수리할 때처럼 전체 회로를 보지 않고 는 뇌질환을 치료할 수 없다고 생각했다. 그래서 먼저 빛을 받 으면 작동하도록 신경세포를 변형시켰다. 이후 기능성 자기공 명영상(fMRI)으로 뇌 전체를 촬영해 어느 곳에 혈액이 모이 는지 알아냈다. 한 신경세포가 작동하면 뇌 전체에서 어떤 회 로가 만들어지는지 확인한 것이다.

파킨슨병 환자의 뇌에 운동을 증가시키거나 감소시키는 두 회 로가 있다는 사실을 처음으로 알아냈다고 했다. 그래서 파킨슨병의 대표적인 증세인 몸 떨림을 근본적으로 치료할 길을 연 것이다. 이 교수는 2015년 전류의 주파수에 따라 쥐가 의식을 찾기도 잃기도 한다는 사실을 알아냈다. 뇌 회로가 주파수에 따라 다르게 반응하기 때문이었다.

환자의 뇌 회로에 맞춰 전류 자극을 했더니 치료 효과가 획기적으로 높아졌고 적용범위는 모든 뇌질환의 치료에 가능하다고 한다. 치매 치료에 있어서도 의료계는 이 교수의 연구의 치료 가능성을 매우 희망적으로 바라보고 있다.

보도에 의하면 이미 실험실 단계에서는 연구가 끝난 상태이며 임상이 끝나면 실제로 실용화 단계로 진행된다고 하므로 향후 수년내로 효과적인 치료의 길이 열릴 수 있을 것으로 예상된다.

치매 환자의 보호

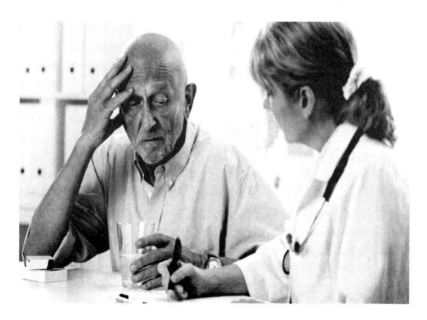

『치매 환자는 기억이 없어지고 상황판단을 하지 못하지만 순간순간 감정을 느끼는 것은 일반 사람과 똑같다는 것을 인식하고 돌보아야 한다. 그러므로 절대 수치심을 느끼거나 자괴감을 느끼게 해서는 안 되는 것이다.』

치매 환자의 보호

치매환자 가정 보호의 원칙

1 기본적 욕구를 충족시켜 준다.

2 예측할 수 없는 위험으로부터 지킨다.

3 고독하지 않도록 한다.

4 자존심을 상하지 않게 한다.

5 잔존기능을 유지하도록 돕는다.

6 누워 있지 않도록 한다.

7 스트레스를 줄인다.

8 유연성 있게 대처한다.

▌치매환자 돌보기

치매환자 돌보기에 대해서 다음과 같은 기본 수칙을 알아둘
필요가 있다. 치매환자라고 해서 하나부터 열까지 모두 손을
써서 돌보는 것은 오히려 환자의 상태를 악화 시킬 수 있다.
그래서 인지능력과 운동능력이 떨어지지 않도록 훈련을 하는

것이 치매환자 돌보는 것의 핵심이라고 할 수 있다.

치매환자는 기억이 없어지고 상황판단을 하지 못하지만 순간 순간 감정을 느끼는 것은 일반 사람과 똑같다는 것을 인식하고 돌보아야 한다. 그러므로 절대 수치심을 느끼거나 자괴감을 느끼게 해서는 안 되는 것이다.

1. 과보호는 금물이다. : 치매환자 스스로 머리를 사용해 일을 할 수 있도록 하기 위해 과보호를 하지 않는 것이 중요하다.

2. 비난하는 것은 금물이다. : 치매환자가 쉽게 벌일 수 있는 실수에 대해서 절대로 이를 비난하지 말아야 한다.

3. 위치 알려주는 것이 필요하다. : 만일 치매환자가 시력이 좋지 않아 방향성이 떨어진다면 시계방향으로 위치를 알려준다든지 하여 방향을 본인이 알 수 있도록 한다.

4. 칭찬과 격려가 필요하다. : 당연한 일도 칭찬을 해드리면 정신건강에 도움이 되고 적극적인 성향을 띱니다.

5. 강요하지 말아야 한다. : 무엇을 할 때 절대 강요하지 말고 환자의 의사를 세심하게 물어보는 것이 좋다.

6. 목욕하기 : 목욕을 할 때 전부 씻겨드리지 말고, 환자 스스로 자신이 씻을 수 있게 도와주는 것이 좋다.

7. 대소변가리기 : 환자 스스로 대소변을 가릴 수 있게 도와주

어야 한다. 만일에 대소변 가리는 것을 도와주려 한다면 당사자는 수치심을 느낄 수 있기 때문이다.

8. 옷 고르기 : 환자가 옷을 갈아입을 때에는 스스로 옷을 고르도록 하는 것이 인지능력을 키우는 데 좋다.

▌치매환자가 있는 환경에 유의할점

노인은 균형 감각이 저하되어 넘어지는 일이 흔히 발생한다. 특히 거동이 불편한 환자가 거처하는 곳이 미끄러우면 쉽게 넘어진다. 노인의 낙상은 매우 심각한 골절이 생길 수 있으며 특히 고관절 골절이 될 경우 생명에 위협을 주어 사망원인이 된다.

실내에서 모서리가 날카로운 곳은 부드러운 것을 덧대어 부딪쳐도 크게 상처입지 않도록 예방한다. 어두운 곳에는 충분한 조명을 설치하여 화장실, 복도, 거처하는 곳도 생활에 지장이 없도록 충분히 밝게 해둔다.

환자가 장애물이나 계단의 높이나 폭을 잘못 가늠하여 헛디딜 수도 있기 때문이다. 특히 경사가 급하거나 좁고 어두워 위험한 계단은 원천적으로 차단하여 접근하지 못하게 자물쇠로 잠가둔다.

▌치매환자와 대화 시 유의할 점

1. 상대방 노인을 가능한 정면으로 얼굴을 바라보고 대화한다.
✓ 치매노인은 감각기능이 저하되어 있으므로, 시각 · 청각 · 촉각 등의 모든 감각능력을 동원해서 더 잘 환경을 인식할 수 있다.
2. 상대방 노인을 가급적 눈높이를 맞춘다.
✓ 이렇게 함으로써 간접적으로 노인에 대한 존경심을 표현하는 것이 된다.
3. 상대방 치매 노인이 먼저 말을 하기 전에 당신을 바라볼 때까지 잠시 기다린다.
✓ 이는 당신에게 환자가 동조를 하고, 당신이 말하는 것을 받아들일 준비를 하는데 필요한 시간을 제공한다.
4. 상대 노인환자와 대화가 시작되면 가급적 환자 쪽으로 몸을 굽히는 것이 좋다.
✓ 환자 쪽으로 몸을 굽히는 것은 당신이 100% 환자를 위해서 그 자리에 있다는 것의 표현이며, 신뢰감을 증진시키는 데 도움이 된다.
5. 환자가 하는 말 그대로 듣기보다는 그 말 뒤에 숨어있는 감정과 무엇을 원하는지를 잘 파악한다.

✔ 치매환자는 어떤 면에서 볼 때에 심오하고 상징적이며, 생각보다는 감정적인 수준에서 이야기하는 경향이 있다.

6. "이 사람 누구죠?", "이게 뭐죠?", "여기가 어디죠?", "언제죠?" 등의 질문을 한다.

✔ 이런 종류의 질문들은 치매 환자의 경험과 생각을 확인할 수 있는 좋은 질문들이다.

7. "왜?" 라는 질문은 가능한 피한다.

✔ 이런 질문은 치매 환자에게 난해한 질문일 가능성이 많으며, 때로는 화가 나거나 불안하고 초조하게 만드는 경우가 있다.

8. "꼭___해야만 한다.", "___해서는 안 된다.", "___하지 마세요", "안돼요" 등의 말도 가능한 피한다.

✔ 위에 제시된 이런 말들은 어른이 아이에게 하는 말이며, 환자를 화나게 하고 공격적으로 변하게 하는 원인이 된다.

9. "___기억 나세요?" 라는 질문은 절대로 하지 않는다.

✔ 왜냐하면 환자는 이런 질문을 받을 때마다 자신이 얼마나 많이 잊어먹고 있는가를 깨닫고 놀라게 된다.

10. 치매 환자의 말이 이해가 잘 되지 않는다면, 말하는 내용 중에서 핵심단어만 반복해서 물어본다.

✔ 자세히 물어보는 것을 피하고, 핵심단어 하나만 가지고 말 끝을 가볍게 올려 질문하듯이 물어보는 것이 좋다.

▌치매환자의 식사지침

치매환자의 식사지침은 다음과 같다.

① 매끼 균형이 잡히고 충분한 단백질과 열량을 섭취한다.

② 환자의 기호를 충분히 반영하여 식품을 선택하고 다양한 방법으로 조리한다.

③ 적절한 수분 섭취가 필수적이나 밤에는 과량의 수분 공급을 피한다.

④ 변비가 되기 쉬우므로 식이섬유와 섬유질이 풍부한 채소나 과일을 충분히 섭취하고 수시로 물을 마셔 체내에 수분을 보급해야 한다.

⑤ 알코올의 섭취는 가능한 제한한다.

⑥ 환자가 수저를 사용하지 않으려 하면 억지로 사용하도록 하지 말고, 음식을 손으로 잡고 먹을 수 있는 형태로 만들어 주거나 자주 음식을 제공하여 체중 유지에 도움을 주도록 한다.

⑦ 음식의 온도가 너무 뜨겁지 않도록 하며, 식사에 대한 적절한 감독과 보호를 해야 한다.

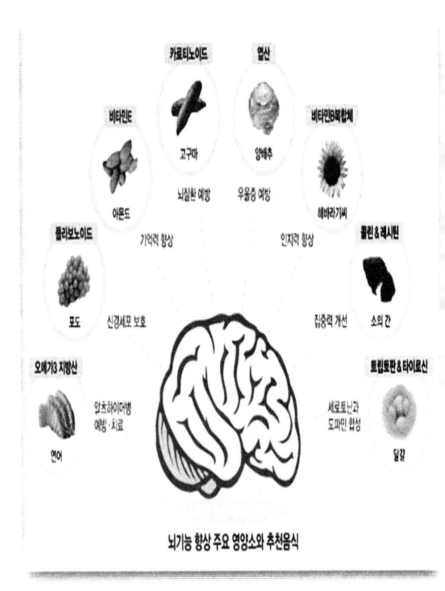

뇌기능 향상 주요 영양소와 추천음식

▌치매의 치료적 대처활동

치매환자의 일반적인 치료적 대처활동은 다음과 같다.

① 생애회고하기 ; 여기에는 단순한 과거기억이 아닌 내면적 감동, 가족관계, 성공, 사업실패경험 등이 포함된다. 구술방법이나, 서술방법, 명상법 등을 현실문제와 연관 지어 진행한다. 이렇게 함으로써 죄의 배상, 내적갈등의 해결, 가족관계에서의 화해 등의 결과를 얻는다.

　경우에 따라 자서전의 저술이나 녹음, 생애 순례여행, 중요 인물들과의 재회, 가계족보, 스크랩북, 오래된 편지 및 그 밖에 기억할 만한 중요한 기사, 일생의 업적정리, 민족적 정체감에 대한 관심 등을 이끌어낸다. 하지만, 사회적, 정신적 기능장애나 가족의 부재, 부정적인 노인의 경우는 부적합하다.

② 현실조건을 확인하기 ; 현재의 가족 상태와 자금부족으로 인한 인지기능장애, 위축, 고립감 등의 예방과 지남력 증가의 결과를 가져 온다.

　조각기법도 이용되는데 노인이 자신이 가깝다고 생각되는 사람을 가깝게 배열하고 멀다고 생각하는 사람을 멀게 배열한다. 이렇게 해서 가족관계방과 감정적 거리를 가시화한다. 각 조각들에서 자신의 감정을 있는 그대로 표현하도록 돕는다. 그리고 그 이후에 느낌을 말하도록 한다.

문장완성기법은 예를 들어 '내가 만일 ~', '나는 ~을 원한다.' 와 같이 미완성 문장을 보고 떠오르는 것을 이야기하게 하고 쓰도록 하는 것이다. 가치관, 고민과 해결방식, 여성관 또는 남성관, 가족관계, 자신의 자아상 등을 알 수 있게 된다.

③ 음악요법의 활용 ; 적절한 음악을 활용하여 신체적, 정신적으로 긍정적 반응을 일으키고 안정과 휴식을 도모할 수 있다.

④ 미술치료의 활용 ; 비언어적인 방법으로 시각을 이용하는 미술치료 기법을 사용하여 사회적응력 향상과 불안을 줄이고 안정을 도모하는 효과를 거둘 수 있다.

⑤ 원예치료의 활용 ; 식물의 파종, 재배수확의 경험 제공을 하며 예술 심리적 효과 및 운동치료적인 효과를 얻을 수 있는 장점이 있다.

⑥ 치료적 레크리에이션의 활용 ; 집단 활동을 통한 대인관계 기술을 증진시키고 독립심 향상 및 긍정적 자아존중의 효과를 얻을 수 있게 한다.

⑦ 환경 요법적으로 접근한다 ; 치료적 환경조건에는 주로 다음과 같은 것들을 포함 한다. 시설직원의 낮은 목소리, 낮은 초인종 소리, 감성적 약 사용, 다른 색채 사용으로 인한 구분이 용이함, 적절한 조명, 기억기능강화를 위한 상징물의 표시 및 장식물 등이 필요하다.

▋치매노인의 문제적 행동에 대한 대처

◎기억력 감퇴 문제 ; 글을 읽을 수 있는 환자에게는 메모를 이용한다. Memo한 종이를 시계, 달력 등을 눈에 보이는 곳에 걸어 둔다. 만일에 글자를 이해할 수 없는 경우는 그림을 이용한다.

◎의사소통문제 ; 환자가 과연 이야기를 듣고 있는지 지속적으로 반복해서 확인 한다. 주변에 주의집중에 방해가 되는 소음을 없앤다. 대화는 쉬운 단어와 짧은 문장을 사용하고 한 번에 한 가지씩 천천히 질문을 한다.

◎일몰증후군 ; 대개 오후가 되면 상태가 더욱 나빠지는 경향이 있는데 가급적 밤에도 불을 켜 놓는 것이 좋다.

◎부적절한 성적행동 ; 이것은 성적행동이 증가하는 심각한 뇌손상을 의미한다. 공격적이고 난폭한 행동에 겁내거나 놀라지 말고 차분히 대처한다.

◎비명을 지르거나 고함을 치는 행동 ; 공포나 불안 또는 의미 없이 습관적인 것일 수가 있다. 이럴 때는 친근한 얼굴로 손을 잡아준다. 그리고 주위를 환가시켜 준다.

◎반복행동 ; 절대로 화를 내거나 귀찮아하는 반응을 보이지 않도록 유의한다. 기억력 장애로 인한 것일 때는 다른 일로

관심을 전환시킨다. 보통 환경에 대한 불만이 원인이므로
다정하게 안심시켜 준다.

◎의존적인 행동과 초조불안 ; 환자의 관심을 끌만한 것을 제
공하여 주의를 환기시키도록 하고 특히 일몰 시간에는 함
께 있어 준다. 식사 수면에 솧ㄹ해지기 쉬우므로 영양상태
및 건강전반에 관해 주의 깊게 관찰한다.

◎식사관리문제 ; 좋아하는 음식과 싫어하는 음식, 원하는 식
사시간과 장소를 말로 표현하게 한다. 숟가락을 사용하지
않으려하는 경우 야단을 치거나 고치려하지 말고 그냥 손
으로 먹게 한다. 음식을 거부하거나 과잉으로 원할 때는 부
정적으로 반응하지 말고 관심을 다른 곳으로 돌린다.

◎수면관리문제 ; 낮에는 깨어 있을 수 있게 자극적인 활동이
이루어지도록 계획한다. 밤에는 불빛, 소음, 감각적인 자극
을 감소시키고 조용한 환경을 만든다.

◎욕창예방법 ; 누워있는 경우 최소한 2시간 마다 체위를 변
경하도록 한다. 신체를 항상 총결하게 하고 잠옷과 침구도
자주 교환해 준다. 평소 식단에 단백질과 비타민의 섭취를
늘린다.

노인성치매에 좋은 음식

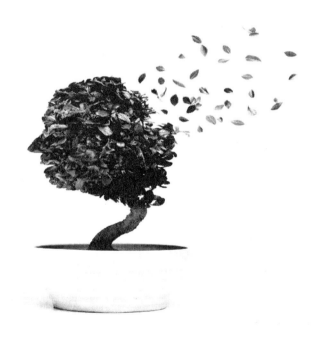

『치매를 예방하려면 첫째로 "음식을 천천히, 꼭꼭 씹어 먹는 습관을 가져야한다"고 강조한다. 저작운동 자체가 소화기관에 좋을 뿐만 아니라, 뇌에 혈류공급을 증가시키고 뇌를 자극을 주므로 좋은 습관이다.』

노인성 치매에 좋은 음식

▌치매예방과 음식

"치매는 현대 질병 중 다른 어떤 질환보다 무서운 병"이고 두려워하는 병이다. 이러한 치매예방에 관해서는 특히 음식이 중요하지만 좋은 음식을 섭취하는 것 못지않게 먹는 방법 또한 중요하다.

치매를 예방하려면 첫째로 "음식을 천천히, 꼭꼭 씹어 먹는 습관을 가져야한다"고 강조한다. 많이 씹는 저작운동 자체가 소화기관에 좋을 뿐만 아니라, 뇌에 혈류공급을 증가시키고 뇌를 크게 자극을 주기 때문에 치매에 아주 좋은 습관이 된다.

치매예방의 좋은 음식으로 초석잠, 천마. 인삼, 로얄젤리, 단삼, 견과류(해바라기 씨,브라질너트, 아몬드, 잣, 땅콩류, 호두)닭가슴살, 코코넛오일, 갈치조림, 오메가3 지방산 등을 추천하고 있다.
또한 뇌 건강에 가장 중요한 영양소로는 비타민 B복합체를 중요하게 여기고 있으며 이중에서도 특히 비타민B12가 중요하다고 말한다. 치매예방에 좋은 음식들을 구체적으로 살펴보면 다음과 같다.

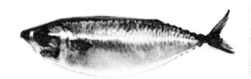

치매 예방에 도움이 된다고 알려진 음식들

견과류	심혈관계(허혈성 심질환, 중풍 등) 위험 낮추고 비타민 풍부
등푸른 생선	불포화지방산이 혈관에 도움
녹황색 채소	항염·항산화 효과
올리브오일 등 지중해식 식단	항염·항산화 효과, 치매 진행을 늦춤
커리(커큐민)	항염·항산화 효과

◎인삼

1. 어떤 원인으로든 손상된 뇌세포 기능을 대신하는 것이 뇌세포에서 뻗어 나온 신경돌기(수상돌기)이 기능을 담당한다. 이것은 여러 개가 뻗어 나와 다른 뇌세포와 연결되어 신경돌기 네트워크를 만들면 뇌세포가 적어져도 그 역할을 대신하기 때문이다.

2. 뇌를 자주 많이 사용하면 노망이 나지 않는다고 하는 것도 신경돌기가 뻗어 나오기 때문이라고 추측해 볼 수 있다. 이 신경돌기를 자라나게 하고 활성을 높이는 대표적인 식품으로 알려진 것이 바로 인삼이다.

3. 인삼에 함유된 긴제노사이드 Rg2라는 사포닌군에 그 작용이 있다고 하며 인삼이 기억력을 향상시켜서 학습능력을 높이는 것도 이미 밝혀진 사실이다. 특히 인삼을 가공한 홍삼이 치매환자에게 긍정적으로 작용하고 효과가 있다는 각종 연구 결과가 나와 있다.

◎ 로얄젤리

1. 치매치료를 위해 인삼과 함께 섭취하면 좋은 것으로 로얄젤리를 선호하는 편이다. 여왕벌의 놀라운 생식력과 힘의 근원이 바로 영왕벌이 매일 먹는 로얄젤리이다.

2. 로얄젤리에 함유된 노화방지 호르몬 파로틴과 풍부한 비타민, 미네랄에 있다. 파로틴은 침 속에도 있는데 말이 많은 여성이 건강하게 오래 사는 것은 파로틴이 잘 분비되기 때문이라고 한다.

3. 로얄젤리 속에는 콜린이라는 아세틸콜린의 재료가 되는 물질이 있다. 아세틸콜린은 신경전달물질로 운동신경을 관장하고 있으며 나이와 더불어 감소된다. 이 콜린을 보급하여 둔해진 운동기능을 개선하는 것이 바로 로얄젤리이다. (특히 기억력은 인삼으로, 운동기능의 개선은 로얄젤리로 강화할 수 있는 조합이 된다고 볼 수 있을 것이다.)

◎검은깨

1. 한방에서 흑임자라고 하는 검은깨에는 뇌 및 전신세포의
   주요 재료인 지질이 액 45~55% 정도 함유되어 있다.
2. 뇌 신경세포의 주성분이 되는 아미노산이 골고루 균형 있
   게 다량으로 들어있어 두뇌에 매우 좋은 식품이다.

◎호두

1. 몸에 좋은 불포화지방산이 다량 함유되어 있다.
2. 뇌신경을 안정시키는 칼슘과 비타민B복합체의 여러 종류
   가 풍부하게 함유되어 있다.

◎콩이나 두부

1. 콩에는 뇌세포의 회복을 도와주는 성분이 레시틴이 함유
   되어 있다.
2. 콩에는 두뇌의 노화촉진을 억제하는 사포닌성분이 함유
   되어 있다.
3. 콩을 발효시키면 뇌 발달에 필요한 글루타민산이 생성된
   다고 알려지고 있으므로 콩으로 만들어진 식품인 청국장,
   된장 등을 먹으면 건강에 좋다.

◎카레(강황, 울금)

1. 강력한 파이터케미컬인 커큐민이라는 성분이 치매를 일

으키는 원인물질로 알려진 뇌 독성 단백질을 분해하여
준다.

2. 강황이나 울금의 커큐민 성분은 뇌세포 기능을 활성화 시
킨다. 그런 이유에서인지 카레를 주식으로 하는 인도인은
치매가 극히 드물다

◎등푸른 생선

1. 오메가3 지방산이 풍부한 고등어, 꽁치 등의 등푸른 생선
은 치매환자의 인지능력의 기능저하를 늦춰준다. 등푸른
생선의 효능은 우선 단백질과 콜레스테롤의 기능을 저하
시켜주며 DHA와 EPA등 풍부한 오메가3 지방산들이 뇌
의 기능을 촉진 시켜준다.

2. 오메가3에 있는 지방산은 다양한 질병의 예방에도 효과
가 있는 EPA 불포화지방산이 풍부하고, 또한 고도 불포
화지방산이라고 불리는 DHA도 풍부하게 들어 있다
뇌에 좋은 음식으로 알려진 등 푸른 생선의 효능은 그밖
에도 혈액을 맑게 해줄 뿐 아니라 혈압에도 좋은 음식으
로 알려져 있다.

◎우유

1. 치매환자에게 부족한 신경전달물질인 콜린이라는 성분이

우유에는 아주 풍부하므로 좋은 식품이다.

2. 우유에 함유된 콜린은 대뇌의 신경조직을 보호하여 준다.

◎당근, 시금치, 양배추

1. 이들 식품에는 비타민C가 많이 함유되어 있는데 비타민C 는 수용성 항산화제로서 가장 중요한 영양물질 중의 하 나이며 치매를 억제하는데 아주 중요한 역할을 한다.

2. 채소를 이용한 생즙만들기

당근 50% + 시금치 20% +파슬리 10% +신선초 10% +양배추 10% 의 비율로 생즙을 만들어 먹으면 좋다.

◎신선초, 연근, 김

1. 이들 식품 중에는 뇌신경계에 좋은 비타민 B_{12}가 많이 함 유되어 있다. 비타민 B_{12}는 코발라민이라고 불리는 비타 민으로 모든 비타민B군의 영양소가 역할을 잘 할수 있도 록 한다.

특히 비타민 B_{12}는 뼈의 골수, 신경계통, 유전자 등에 필 요한 영양소이다. 비타민 B군에 속하는 영양소는 대체로 같이 복합적으로 공급될 때 효율적으로 이용되므로 껍질 이 있는 현미나 통곡물을 섭취하는 것이 도움이 된다.

2. 비타민 B_{12}는 에너지, 수면, 신경계에 도움을 주는 물질로

칼슘과 결합되어 우리 몸에서 널리 사용이 된다.

3. 만일에 비타민B$_{12}$가 부족하면 신경계에 이상이 초래되고 뇌기능에도 영향을 미치게 되어 치매를 악화시킨다고 알려졌다.

▌영양소와 뇌세포

노인성 치매는 기본적으로 볼 때 뇌로 공급되는 혈액이 부족하고 따라서 혈액순환에 문제가 생긴 것이다.

첫째 뇌혈관의 동맥경화가 진행되어 생기는 것이므로, 은행잎, EPA, DHA, 대두사포닌), 영지, 국화, 레시틴, 오갈피나무 등 동맥경화와 혈액순환을 개선하는 식품이 좋다.

혈관의 노화를 방지하는 항산화작용이 있는 식품도 치매의 진행을 막는다. 에피카테킨이 풍부한 녹차와 노화방지 비타민이라 불리는 비타민E도 적극적으로 섭취하면 좋다[30].

뇌세포가 세포막 유동성을 유지하고 화학적 메신저를 올바르게 인식하기 위해서는 오메가6와 오메가3 지방이 적절히

---

[30] 출처: http://chau.tistory.com/5 [건강한 이야기]

필요하다. 모유를 먹인 신생아의 IQ가 그렇지 않은 아기보다 높은 이유는 바로 모유가 오메가3 지방산과 DHA를 함유하기 때문이다. 특히 모유수유를 하는 엄마가 녹색채소, 견과류, 씨앗류를 충분히 먹을 경우 모유의 질이 더욱 좋아진다.

뇌세포의 대부분을 차지하는 지방 중에서 가장 많은 부분이 DHA이다. 오메가3는 체내에서 EPA와 DHA로 나누어지는데 DHA는 뇌와 눈을 좋게 하는 영양소이며 결핍 시는 치매의 주요원인이 되는 우울증을 유발한다.

또 오메가3지방산이 부족 시 우울증 발병과 함께 자살경향도 증가한다는 연구도 있다.

EPA는 리놀렌산을 섭취하면 인체에서 합성되는데 리놀렌산이 많이 들어있는 식품은 들깨와 콩 등이다. 인체에서 뇌의 정상적인 활동을 유지하기 위해서는 비타민B군 복합체가 필요하다.

비타민B군 복합체는 신경계의 작용을 원활하게 하며 DHA 합성이나 적혈구 형성에 관계하는데, 이를 섭취하기 위해서는 통곡류를 적극적으로 섭취하며 정제탄수화물과 가공식품은 멀리해야 한다.

두뇌에 좋은 음식으로 밥상을 변화시키는 방법을 정리하면 다음과 같다.

1. 통곡류 특히 현미밥을 주식으로 한다.

2. 집안에 신선한 과일, 채소, 견과류, 씨앗류를 항상 준비해 놓는다.

3. 동물성 식품을 식물성 식품으로 교체하고 콩, 두부 등을 자주 먹도록 한다.

4. 견과류와 씨앗류로 아침식사, 디저트 소스 등으로 이용하여 다양하게 자주 섭취하도록 한다.

5. 조미료는 가급적 사용을 절제하고 설탕, 소금, 흰밀가루를 배체하도록 한다.

6. 유제품의 섭취를 줄이고 대신 견과류로 만든 두유, 오렌지 주스를 마신다.

〈특히 금기해야 할 식품으로는 가공식품, 트랜스지방 및 동물성 지방 등이다. 알러지가 있는 경우 밀가루에 포함된 글루텐의 섭취를 금해야 한다. 또 인산염, 인공조미료 등이 들어 있는 음식으로 햄, 베이컨 등의 가공식품 또는 통조림으로 만든 고기, 불에 굽거나 튀긴 음식, 탄산음료 등이므로 이들 식품은 가급적 섭취를 피해야 한다. 〉

밥	- 아연이 풍부한 콩을 넣으면 떨어진 입맛 돋우는 데 도움 - 보리쌀·현미·귀리를 넣으면 식이섬유·비타민B1 보충
국	- 배추된장국, 미역국, 두부국 등 심심하게 조리한 국
반찬 1(고기)	- 계란장조림, 고기장조림 등은 비교적 오래 두고 먹을 수 있음 - 동그랑땡처럼 고기를 잘게 다진 반찬은 씹기에 수월
반찬 2(채소)	- 김치, 장아찌 등 오래 두고 먹어도 되는 음식 준비
반찬 3(채소)	- 나물, 멸치 고추 볶음, 연근 조림 등
간식	- 과일, 요구르트, 치즈, 고구마 등

[노인에게 좋은 식단 구성의 예]

▎노인의 뇌 건강에 추천되는 식단

노인에 좋은 식단은 콩, 보리, 현미 등을 넣은 잡곡밥에 배추
된장국, 미역국과 같은 심심한 국이 좋은 식단이다. 밥에 아연
이 풍부한 콩을 넣으면 입맛을 돋우는데 좋으며 껍질이 있는
현미, 귀리 등에는 비타민B복합체가 들어있어 뇌신경을 보호
하는데 도움이 된다.

반찬으로는 단백질을 공급하는 계란 장조림, 고기 장조림에
나물류와, 멸치고추볶음, 연근조림 등을 곁들이는 것이다. 그
리고 간식으로는 과일, 요구르트, 치즈, 고구마 등이 좋다.

▌9색 푸드 「머릿속 지우개」를 지우는 식품 9가지

1. 베리류(블루베리, 스트로베리, 킹스베리 등)−강력한 항산화 성분인 안토시아닌이 풍부하다[31].

2. 시금치− 섬유질과 칼슘, 루테인 등 항산화성분이 풍부하며 콜레스테롤 감소와 인지기능 향상 등의 효과가 있다.

3. 올리브 오일 − 세포를 위협하는 독소를 제거하는 역할을 한다. 기억력, 인지기능의 감퇴를 막는다.

4. 콩류 − 비타민B_{12}가 풍부하며 적혈구가 원활하게 생성되도록 돕고, 신경계 기능도 유지하는 역할을 한다. 신경계의 건강은 곧 뇌건강과 직결 된다.

5. 다크 초콜릿 − 플라보노이드 성분은 항산화 작용을 하여 노화의 진행을 늦추는 효과가 있다.

6. 다시마 − 플라보노이드, 알칼로이드 등의 항산화물질이 유해 활성산소로부터 뇌를 보호한다.

7. 샴페인 − 매일 2~3잔의 샴페인을 마신 경우 뇌 상태가 건강하게 유지된다는 연구결과가 있다.

8. 연어 − 연어에 들어있는 오메가3 지방산은 혈액 속 베타 아밀로이드가 쌓이는 것을 방지한다.

9. 굴 − 굴에 풍부한 아연은 퇴행성 치매를 예방하는데 도움이 되는 성분이며 신체 면역력을 높이고 암을 예방한

---

31) 안토시아닌은 지구상에서 가장 강력한 항산화물질로 평가되고 있다. 특히 아로니아(킹스베리)와 아사이베리에는 많은 안토시아닌이 함유되어 있다.

다.

●뇌신경에 작용하는 필수영양소

영양소	결핍증	공급원
비타민B1(티아민)	건망증, 불면증, 우울증, 다발성신경염	통곡류, 맥아, 콩류, 견과류
비타민B6(피리독신)	신경장애, 불면증, 신경과민, 흥분	감자, 바나나, 곡류
비타민B5(판토텐산)	불면증, 우울증, 신경염 경련	식품에 널리 분포
비오틴	우울증, 식욕감퇴	식품에 널리 분포
콜린	아세틸콜린32) 부족(레시틴 합성 곤란)	상추, 땅콩, 컬리플라워
비타민B12(코발라민)	신경장애, 우울증	통밀, 보리, 콩류, 과일류, 해조류
비타민E	신경계통합성 결함	종실류, 엽채소, 견과류, 콩류
칼슘	정서불안, 근육강직	녹색채소류
인	신경작용에 에너지 공급부족	콩류, 견과류, 통곡류
마그네슘	신경과민, 경련	곡류, 콩류, 견과류
칼륨	신경과민, 혼수, 기면	식품에 널리 분포
나트륨	신경흥분, 근육경련	식염
요오드	지능저하	각종해조류
구리	두뇌작용 저하	통곡류, 견과류, 콩류

█건망증 예방과 뇌건강에 좋은 음식

(1)좋은 식품

일종의 노이로제 증상의 일종으로 볼 수 있으며 기억과잉으로
인해 머릿속이 꽉 차서 넘치는 현상으로 이해 할 수 있다. 자
신이 한 일이나 익힌 일을 잊어버려 사물처리능력마저 약해진
경우를 건망증이라고 한다.

건망증에 좋은 대표적인 식품으로는 다음과 같다.

꿀, 다시마, 무, 미역, 생선(뼈째 먹는 생선), 우유, 잣, 호
도, 대마, 들깨, 복령, 삼지구엽초, 연근, 오가피, 오미자, 원
지, 감초, 인삼, 돼지기름, 참깨, 창출, 등이 있다.

(2) 건망증의 원인을 제공하는 것

건망증은 다른 병이 원인이 되어 발생하는 경우도 많이 있으
며 스트레스나 생각이 지나치고 염려하는 상태가 지나쳐 심장
의 혈액이 손상되고 비위장 소화기 기능이 약해진 것도 원인
의 하나이다.

---

32) 아세틸콜린은 신경전달물질이다.

그리고 건망증은 영양실조나 반대로 과다영양섭취가 있을 때, 환경호르몬의 영향, 반복된 과로, 정신적, 신체적으로 감당하기 힘든 고통을 당했을 때에도 원인이 될 수 있다.

(3) 처방 및 효능

1. 꿀 3숟갈을 뜨거운 물 1컵에 타서 1일 2회 아침저녁으로 10~20일간 복용하면 효과를 볼 수 있다.

2. 다시마, 무, 미역 뼈째 먹는 생선, 우유 잣, 호도를 하루에 골고루 섭취하면 효과가 있다.

3. 대마씨 1회분 6~7g을 달여서 4~5회 복용한다.

4. 들깨씨 1회분 17~20g을 달여서 4~5회 복용한다.

5. 복령 3.75g, anf 3홉을 2홉이 되도록 달여서 1일 2회 조석으로 복용하면 좋다.

6. 삼지구엽초[33] 1회분 3~4g을 달여서 5~6회 복용하면 효과가 있다.

7. 연근 1회분 25~30g을 생즙을 내어 5회 정도 복용하거나 1회분 40~50g을 푹 삶아서 물과 함께 5~6회 복용하면 효과가 있다.

8. 오가피 40g, 물 4리터를 절반으로 달여 매일 차마시듯이 복용하면 효과가 있다.

---

[33] 삼지구엽초는 한약방에 있으며 잘 건조된 것을 사용한다.

9. 오미자를 살짝 흔들어 씻어 채에 받쳐 물기를 제거한 후 수저 4스푼에 물 4컵을 붓고 끓여서 끌 조금 넣고 복용하며 효과가 있다.

10. 원지[34] 10g을 감초 달인 물에 한 시간 이상 담궜다가 물 200ml에 절반이 되도록 달여 1회 25~30ml씩 매 식사 30분 전에 복용하면 효과가 있다.

11. 인삼가루 40g, 돼지기름 4g을 끓여 먹거나 수삼 한 뿌리를 물 6컵과 함께 절반으로 달여 1일 3회 나누어 복용하면 효과가 있다.

12. 참깨 또는 들깨 볶은 가루를 더운물에 1회 3숟갈씩 타서 장기간 복용하면 효과가 있다.

13. 창출 30g, 물 2홉으로 절반이 되도록 달여 1일 3회로 나누어 마시면 좋다.

---

34) 원지는 5~10월 사이에 뿌리와 잎을 채취하여 햇빛에 말려서 둔 것을 쓴다. 원지는 성미가 따스하며 독이 없다. 지혜를 밝혀주고 잊어버리지 않게 하며 의지를 강하게 하는데 좋으며 심기를 안정시키고 건망증을 치료하는데 좋은 약으로 쓰인다.

(4) 뇌 건강관리 요령

치매예방은 비단 노년기에만 필요한 것이 아니라 젊은 시절에 무분별한 식습관과 절제되지 않은 생활은 30~40대 성인병에 원인이 되므로 이 시기에 올바른 식습관과 규칙적인 운동으로 건강의 기틀을 잡는 것이 중요하다.

사용하지 않으면 녹스는 것과 마찬가지로 뇌로 부지런히 사용해야 하며 손과 입을 바쁘게 움직이는 것도 뇌 건강에 좋다.

평소에 걷기를 생활화하여 가까운 거리는 가급적 걷고 엘리베이터 보다 계단을 자주 오르는 습관을 지니는 것이 좋다는 것은 이미 잘 알려 진 사실이다.

혈액순환은 건강의 기본이며 뇌 건강도 뇌의 혈류를 증가시키는 것도 매우 밀접하게 관련이 되어 있다.

뇌의 혈류를 증가시키는 곳으로 앞에서 설명한 풍지혈, 천주혈, 백회혈 등과 평소에 배꼽 아래에 위치한 기해(氣海)[35] 혈자리를 자주 꾸준히 지압해 주는 것이 노년 치매와 건망증을

---

35) 기해 경혈자리는 배꼽과 치골 결합을 5등분 했을 때 배꼽에서 1/5되는 지점과 2/5되는 지점의 중간에 해당된다.

방지하는 데 효과가 있다.

기왕에 치매가 이미 온 상태라도 이를 회복시키고 치유하는데 뇌 혈류량을 증가시키는 노력은 반드시 도움이 된다.

본서에서 소개하는 풍지혈, 천주혈과 동시에 기해혈을 매일 꾸준히 자극하면 치매의 두려움에서 벗어나 건강한 노년을 행복하게 보낼 수 있으리라 생각한다.

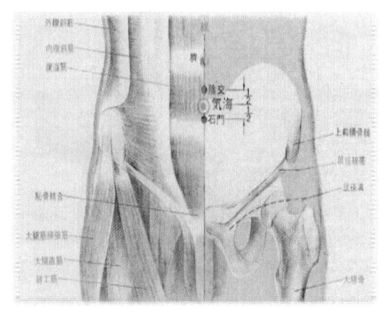

기해 ; 배꼽과 치골 결합 사이에 배꼽에서 1/5되는 지점과 2/5되는 지점의 중간.

l 참고문헌 l

김승수 편저. 화타경혈치료법, 성한출판사. 1990

권정생 외. 어르신 이야기책, 도서출판 지성사. 2018

김홍경 저. 동의한마당. 신농백초, 1992

이태호 외. 사암도인침구요결, 행림출판사. 1991

서재용 저. 노인성 질환의 한의학적 고찰-치매 중풍을 중심으로. A.L.U.대학 박사논문. 2006

조정화 편저, 노인건강요법 치매예방교육, 한국경력개발진흥원, 2017

이근후 저. 최신임상정신의학, 하나의학사, 1998

이섬백 저. 몸과 마음 영혼의 웰빙, 아트하우스출판사, 2010

고헌민 저. 노년매병 중의치료개설, 신중의 23권, 1999

전세일 외, 새로운 의학 새로운 삶, 창작과 비평사, 2015

최용태 외. 정신침구학, 행림서원, 2010

박춘희 저. 자연치유총론, 아트하우스, 2009

황의완 외. 치매에 대한 한국적임상연구, 동서신경정신과학회지, 2006

김완희 편저, 한의학원론, 成輔社, 1995

배병철 저, 皇帝內徑<靈樞・素問>」,成輔社, 1999

이흥제 편저, 침술 14경락 도해, 얼과알, 2011

조헌영 저,「통속한의학원론」학원사, 2011

渥美和彦、廣瀬輝夫、代替医学のすすめ、日本医療企画、2000 p 14-37

瀧澤利行、健康文化論、大修舘書店、1998、p 18-35

小池里予、小池英、ホリスティック健康学・ホリスティック栄養学入門、ホリスティック栄養学研究所,2004

松本千秋、健康行動理論の入門書、医歯薬出版、2002. 이응철 역. 건강행동이론의 입문, 야스미디어, 2007,

무라카미 가쓰이 저. 치매 알면 이긴다. 기파랑, 2015

야마구치 하루, 인지증 케어비결, 북마크, 2016

이시카와 마츠오/ 서상문 역. 동양적 사고로 돌아오는 현대과학, 인간사, 1990

김인상 역. Color atlas of anatomy. 서울

안용모, 팔강약침요법이론과 실제.'94-Seoul International Acupuncture-Moxibusition Symposium, 199

황 춘 학

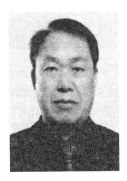

한국방송통신대학교, 호원대학교 졸
베데스다한방대학, PIC 대학원 석박사 과정 수료
현) 베데스다한방대학 교수
현) 황춘학 치매연구소 소장
전남대학병원 진단검사의학과, 우성병원 건강진단센터
서울보건연구재단 책임연구원, 자연의학아카데미 강사
호원대학교, 한국폴리텍대학 응급처치학 강사
한국인간교육연구원, 한국전통침구학술연구원
각종 자격증 취득; 도형심리상담사, 진로상담사, 노인심리
상담사, 노인건강운동상담사, SNPE 바른자세운동지도사,
청각관리사, 임상병리사, ISO인증침구전문인
저서; 「자경치유의 원리와 실제」「올바른 섭생요법」「침
구학 개론」「경혈학 I · II」「치매」외 다수

조 정 화

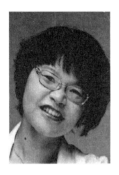

보건대(식품영양) 광주대(대체요법학.사회복지학) 조선대디
자인대학원(디자인학과) 졸 / 현)전남과학대학교 겸임교수.
현)국제인재교육원장, 한국웃음치료연구소. 한국도형심리연
구소 원장.
대학교 평생교육원 : 조선대학교, 호남대학교, 고구려대학,
거창대학 강사
각종 직업훈련 ·일자리창출 지도자육성 민간자격증과정진
행-실버통합과정(치매예방, 스트레스관리, 웃음, 레크, 노
인건강운동, 힐링건강)
심리상담코칭통합과정(인성진로학습코칭, 감정코칭, 도형심
리전문강사)
저서;「노인 건강 요법「내 몸은 내가 치유한다」「건강
관리 요법」「치매」 외 다수